Eiweiß ist der wertvollste Vitalstoff in der Nahrung. Denn Ihr Körper besteht aus Eiweiß – er besteht hoffentlich nicht nur aus Fett. Täglich geht ein Teil von dem Powerstoff verloren – und das muß jeden Tag wieder aufgefüllt werden. Da Wurst, Braten und Co. immer mit Fett verbunden sind, das die Eiweißverdauung hemmt, empfehle ich Eiweiß ohne Fett: zarter Fisch, mageres Geflügel, Hüttenkäse, Quark, Hülsenfrüchte. Weil das aber nicht immer verfügbar ist, rate ich Ihnen zusätzlich zu einem hochwertigen Eiweißpulver – am besten in Kombination mit Obst oder Gemüse – wie in unseren Fitneßdrinks.

Probieren Sie es aus. Legen Sie eine Powerwoche ein mit unseren Fitneßdrinks. Jeden Tag schmilzt ein Pfund weg und Sie gewinnen an Vitalität und guter Laune. Auf Ihr Wohl!

Ihr Ulrich Strunz

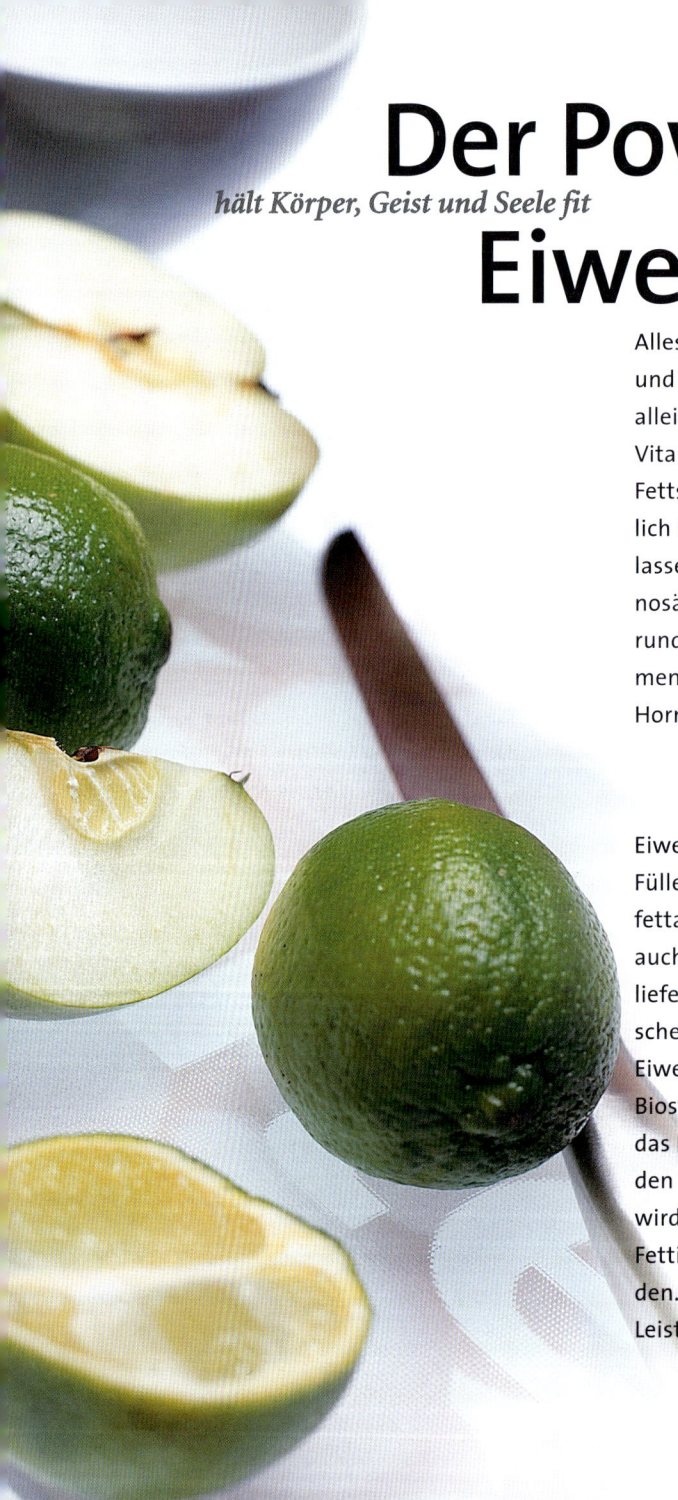

Der Powerstoff

hält Körper, Geist und Seele fit

Eiweiß

Alles in unserem Körper, unsere körperliche
und mentale Gesundheit, wird einzig und
allein durch Eiweiß bestimmt. Biostoffe wie
Vitamine, Spurenelemente, Mineralstoffe,
Fettsäuren oder Kohlenhydrate sind ledig-
lich Hilfsstoffe, die Eiweiß aktiv werden
lassen. Ihr Körper baut aus den 24 Aminosäuren, die Sie täglich zuführen müssen,
rund 50 000 verschiedene Proteine zusammen: Ihr Immunsystem, Ihre Muskeln, Ihre
Hormone, Ihre Gefühle, Ihr Leben.

EIWEISSMANGEL TROTZ ÜBERFLUSS

Eiweiß steckt in unserer Normalkost in
Fülle. Fisch, mageres Fleisch und Geflügel,
fettarmer Käse und Milchprodukte, aber
auch Gemüse, Vollkorn und Hülsenfrüchte
liefern Eiweiß. Trotzdem leiden viele Menschen unter Eiweißmangel: Sie verwerten
Eiweiß schlecht. Nimmt man nicht genug
Biostoffe auf, ißt zu fett oder zu süß, kommt
das Eiweiß nicht an seinem Wirkungsort an:
den 70 Billionen Körperzellen. Der Geist
wird träge, das Immunsystem schwach.
Fettinseln lagern sich ein, Muskeln schwin-
den. Die Haut altert, Organe verlieren ihre
Leistungskraft.

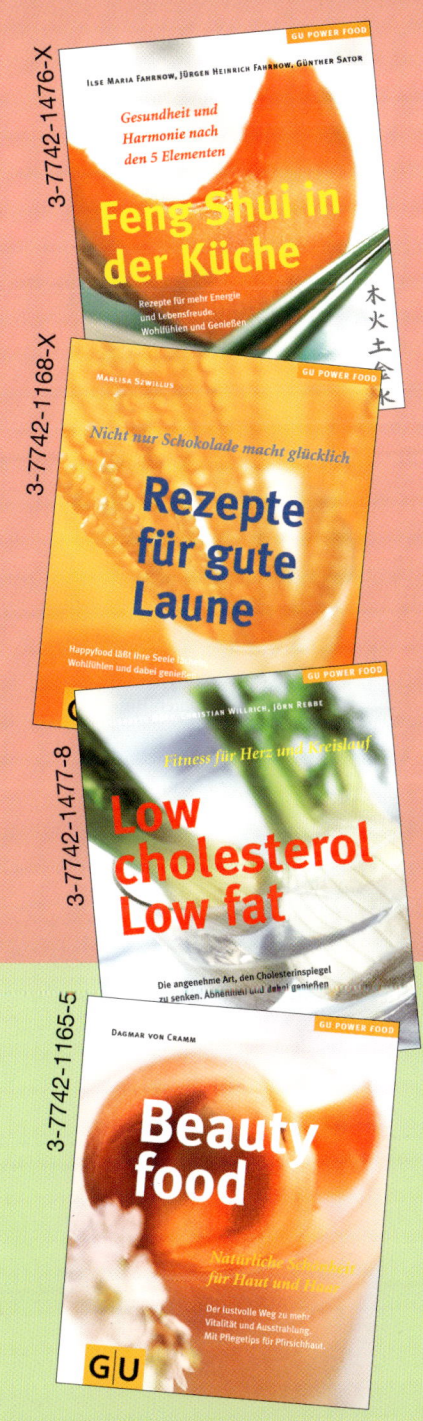

Auf die

Die starken jungen Kochbücher

für mehr Vitalität und Wohlbefinden

Dauer

Fit, schlank und schön

mit schnellen Schlemmergerichten

hilft nur

Leichter Einstieg mit vielen Infos, über-

sichtlichen Tabellen und praktischen Tips

Power

Mit Power-Woche für schnellen Erfolg

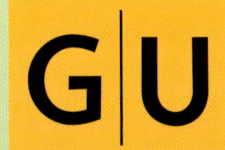

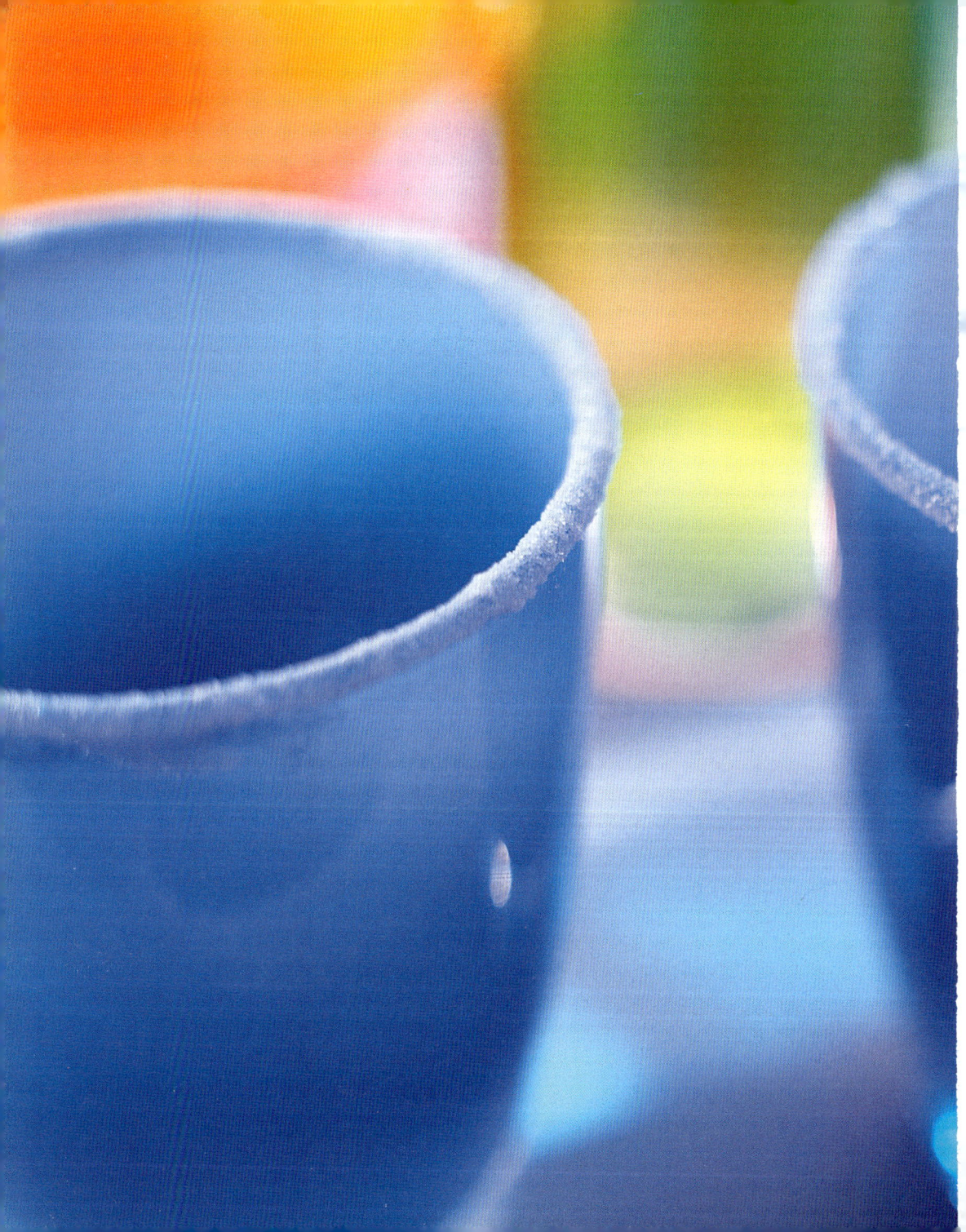

EIWEISS: DER WICHTIGSTE LEISTUNGSPARAMETER

Ein Mensch mit 70 Kilo besteht zu 13 Kilo aus Eiweiß: Haut, Knochen und Gelenke, Enzyme und Hormone, Muskeln, Immunsystem und Blut. Eiweiß ist wirklich Ihr wertvollster Nahrungsbestandteil – der Baustein, aus dem Leben, Laune und Leistung sind. Über die Nahrung müssen Sie dem Körper täglich Eiweißnachschub liefern, damit er Hormone bilden kann, das Immunsystem in Stand hält, Muskeln aufbaut und Zellen repariert. Doch ob das Eiweiß auch an seinem Wirkungsort, der Zelle, ankommt, kann man nur im Blut lesen. Und beim typischen Durchschnittsmenschen ist der Bluteiweißspiegel tief, das bedeutet: instabile Knochen, schwache Muskeln, wenig rotes, sauerstofftransportierendes Blut, schlappes Immunsystem, labile Psyche. Menschen mit hohem Eiweißspiegel im Blut, also über 8 g/dl, sind die Gewinner im Leben. Sie sind nie unterzukriegen.

UND WIE VIEL EIWEISS HABEN SIE IM BLUT?

Ein niedriger Eiweißgehalt ist der Beweis dafür: Ihr Körper läuft auf halber Kraft. Bei einem Bluteiweiß von

* 8 g/dl fühlen Sie sich wohl und sind aktiv,
* 7 g/dl geht es Ihnen ganz gut,
* 6 g/dl sind Sie müde ohne Energie.

Sie erfahren Ihren Wert von Ihrem Arzt.

FÜLLEN SIE IHRE EIWEISS-TANKS AUF

Mit viel Eiweiß im Blut ist der Mensch wacher, er kann sich besser konzentrieren und fühlt sich glücklicher. Heben Sie also Ihren Eiweißspiegel an, in den oberen Normbereich – auf 8 g/dl. Wenn Sie Ihren Bluteiweißspiegel ein bißchen anheben wollen, müssen Sie über Wochen hinweg Eiweiß in Ihren Körper füllen. Zu viel auf einmal geht nicht. Das scheidet der Körper aus, und das schadet der Niere. Sie können Ihrem Körper folglich täglich nur eine kleine Portion Extra-Eiweiß liefern, damit er die leeren Speicher wieder auffüllt. Ideal wäre, wenn Sie alle vier Stunden eine Portion Eiweiß essen. Denn nach vier Stunden hat das Eiweiß den Körper über die Niere wieder verlassen. Ein mühsamer Weg. Doch die Belohnung lockt: Lebenskraft, Lebensfreude und Energie.

WIE VIEL EIWEISS BRAUCHT DER MENSCH?

Mindestens 20 Prozent der täglichen Kalorien, die Sie aufnehmen, sollten in Form von Eiweiß sein. Man rechnet: Etwa 0,8 Gramm Eiweiß pro Kilogramm Körpergewicht machen den täglichen Eiweißbedarf aus. Ein 60-Kilo-Mensch hat folglich einen Mindestbedarf von 48 Gramm. Doch Sportler, Manager und Menschen mit einem niedrigen Gesamteiweißspiegel im Blut brauchen mehr – bis zur doppelten Portion.

Magische

Zaubern Energie und gute Laune

Aminosäuren

Es gibt zehn besonders wichtige Eiweißbausteine. Aminosäuren, die Ihr Körper selbst nicht - oder nur bedingt - herstellen kann. Kommt kein Nachschub mit dem Essen, sind auch die anderen Eiweißbausteine nutzlos - wie ein Haus, dem die Balken fehlen.

LEUCIN HÄLT FIT

Leucin ist ein wichtiger Baustein im Bluteiweiß und im Gewebe. Diese Aminosäure ist wesentlich für muskuläre Ausdauer, für körperliche Leistungsfähigkeit. Ein Mangel schwächt den ganzen Körper.

ISOLEUCIN WAPPNET GEGEN STRESS

Isoleucin ist wesentlich für muskuläre Ausdauer und arbeitet als gehirnaktive Aminosäure. Diese Aminosäure bildet vor allem die Neurotransmitter (Gehirnbotenstoffe), die gegen Streß feien.

LYSIN HÄLT JUNG

Als Bestandteil des Kollagens hält Lysin die Haut straff und schützt die Arterien vor Verkalkung. Als Baustein von Enzymen stimuliert es das Wachstumshormon, den physiologischen Jungbrunnen, der Muskeln auf- und Fett abbaut. Ohne Lysin gibt es keine Enzyme, die Krebszellen bekämpfen. Zudem ist Lysin Teil des Carnitins, des Stoffes, der Fett in die Zelle einschleust und damit die Fettverbrennung erst ermöglicht. Lysin stimuliert die Abwehrkräfte gegen Viren. Und wer unter Antriebslosigkeit und Konzentrationsstörungen leidet, dem hilft Lysin.

METHIONIN – TAUSEND- SASSA IM STOFFWECHSEL

Methonin ist Ausgangspunkt für jeglichen Eiweißaufbau. Die Aminosäure ist Bestandteil des Carnitins, welches Fett in die Zelle transportiert, wo es dann verbrannt wird. Methionin ist wichtig für die Abwehrfunktion (Phagozytose-Fähigkeit) der Killerzellen im Blut. Außerdem schützt Methionin unser Entgiftungsorgan, die Leber.

THREONIN MACHT MÜDE MENSCHEN MUNTER

Threonin ist die Schlüsselsubstanz für die Herstellung des Endothel-Relaxing-Faktors, also wesentlich für die Weiterstellung der Blutgefäße und damit für die Durchblutung des Körpers, des Herzens, des Gehirns. Ein Mangel heißt oft enggestellte Blutgefäße, Müdigkeit, bis hin zu Herzbeschwerden.

Phenylalanin macht glücklich – und satt

Diese Aminosäure dient als Ausgangssubstanz für Glückshormone wie Noradrenalin, ACTH, Dopamin und Endorphine. Phenylalanin hilft gegen Depressionen und schenkt Selbstvertrauen. Phenylalanin wird übrigens auch in der Schmerztherapie eingesetzt, bei Arthritis, Rheuma und Muskelschmerzen. Im Darm ist Phenylalanin beteiligt am Aufbau von Cholezystokinin. Das Hormon, das dem Gehirn signalisiert: Satt!

Tryptophan entspannt

Denn aus Tryptophan bildet der Körper Melatonin, das Jungbrunnenhormon und Serotonin, das Chefhormon. Das Hormon der inneren Ruhe, der Ausgeglichenheit, des Glückes. Wer im Stress ist, unter Angstzuständen oder Schlaflosigkeit leidet, oder wer mit dem Rauchen aufhören will, sollte auf eine Extraportion Tryptophan achten. Bei Mangel droht die Entwicklung von Depressionen bis hin zu Psychosen.

Valin peppt Nerven und Abwehrkräfte

Es sorgt für ein funktionierendes Nervensystem und ist beteiligt am Aufbau von Hämoglobin, dem roten Blutfarbstoff – dem Boot, das vitalisierenden Sauerstoff zu allen Zellen trägt. Valin ist auch wichtig zum Aufbau eines aktiven Immunsystems.

Histidin sorgt für Rückenwind

Histidin wird benötigt zum Aufbau des sauerstoffübertragenden roten Blutfarbstoffes. Das heißt: Je mehr Histidin, desto leistungsfähiger ist der Mensch – körperlich wie mental. Histidin reguliert das Zellwachstum und die Regeneration, also Erneuerung der Zellen. Diese Aminosäure wird in den Zellkraftwerken, den Mitochondrien, zur Sauerstoffübertragung und damit zur Kraftentfaltung benötigt.

Taurin hält schlank

Dieser Eiweißstoff ist wichtig für Dicke und Genießer! Denn Taurin verbessert die Fettverbrennung um den Faktor vier. Und Taurin entgiftet die Leber bei toxischer Überlastung (zum Beispiel Alkohol). Zudem blockt dieser Eiweißbaustein unangenehme Koffein-Nebenwirkungen, das heißt er beruhigt den Puls.

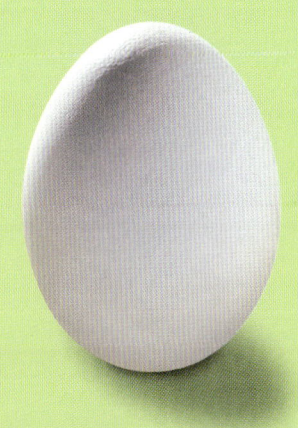

Essen Sie Eiweiß

Das hält fit und schlank

ohne Fett

Zu viel Eiweiß ist schlecht? Natürlich ist »zu viel« schlecht. Auch zu viel Sauerstoff ist schlecht – ohne Sauerstoff können wir zwar nicht leben. Aber zu viel Sauerstoff ist Gift. Die Frage ist: Wie viel ist zu viel. Ihr Körper besteht zu etwa 13 Kilo aus Eiweiß. Und davon geht jeden Tag eine Hand voll flöten, so etwa 50 bis 100 Gramm. Und das muß jeden Tag wieder aufgefüllt werden.

Nun haben die meisten Menschen einen niedrigen Eiweißspiegel – obwohl sie tierisch viel Eiweiß essen, in Form von Schweinebraten, Steaks, Wurst. Das Eiweiß vom Teller kommt nur nicht an, wo Sie es brauchen. Dort im Körper, wo Sie die kleinen Eiweißbausteine, die Aminosäuren, glücklich machen, wo sie Zellen reparieren, wo sie Abwehrkräfte mobilisieren, Muskeln bauen und Leistungshormone auf Trab bringen. Warum kommt es nicht an? Erstens, weil Ihnen Vitalstoffe fehlen, die Sie für die Eiweißverdauung brauchen. Dann fault das wertvolle Eiweiß im Darm vor sich hin. Es bläht, löst Allergien aus.

Und zweitens, weil Sie Eiweiß mit Fett essen. Wenn Sie wirkliche Eiweiß-Power tanken wollen, dann pur: ohne Fett. Denn Fett hindert die wertvollen Aminosäuren daran, in den Stoffwechsel vorzudringen.

Fett entwertet Eiweiß. Das fängt schon bei der Aufnahme im Darm an. Fett lähmt die Peristaltik, also die Darmbewegung. Nur wenig Fett reicht aus, um die Resorption von Eiweiß in den Blutkreislauf über Stunden hinweg zu verzögern. Die Eiweißbausteinchen dringen nur tröpfchenweise ins Blut, kommen nie schnell genug und in ausreichender Menge an ihren Wirkungsort. Denn nur, wenn auf einmal die richtige Menge Eiweiß zur Verfügung steht, kann Ihr Körper Hormone und Nervenbotenstoffe in ausreichender Menge aktivieren, das Gehirn in Euphorie versetzen, die Gedanken kristallklar einfärben, Sie mit Selbstbewußtsein vollpumpen und Höchstleistung möglich machen. Wie kommen Sie an Eiweiß ohne Fett? Zarter Fisch, mageres Geflügel, Hüttenkäse, Quark und andere magere Milchprodukte sowie Hülsenfrüchte sind wertvolle Lieferanten. Weil das aber nicht alle vier Stunden auf Ihrem Teller liegt, rate ich Ihnen zusätzlich zu einem hochwertigen Eiweißpulver, am besten in Kombination mit Obst oder Gemüse. Sie liefern die Biostoffe, die

Sie brauchen, gleich mit, damit das Eiweiß an Ihren 70 Billionen Körperzellen ankommt; Sie schlank und glücklich, gesund und fit, streßresistent und kreativ, jung und schön macht.

EIWEISS-POWER AUS DER APOTHEKE

Weil Eiweiß meist auch mit Fett vergesellschaftet ist, können Sie mit der Nahrung gar nicht genug Eiweiß tanken, um Ihre leeren Depots zu füllen – ohne daß die Hüften schwellen. Gehen Sie also in die Apotheke und besorgen Sie sich Eiweiß ohne Fett. Ein gutes Eiweißpulver ist eine hervorragende Hilfe, den Bluteiweißspiegel wieder auf die Höhe zu bringen. Sie werden sehen, vielmehr fühlen, schon nach wenigen Tagen haben Sie mehr Power, Ihre Gedanken werden schärfer und Ihre Laune wird – im wahrsten Sinne des Wortes – schlichtweg unverbesserlich. Sie mögen kein Pulver? Sie essen doch auch Mehl.

Wichtig: Wer mit Eiweißpulvern seine Tanks auffüllt, muß viel trinken, täglich drei Liter.

EIN GUTES PULVER

Ein gutes Eiweiß-Konzentrat aus der Apotheke erkennen Sie daran, daß 60 Prozent tierisches Eiweiß enthalten ist – meistens Eiklar und Milch– und 40 Prozent pflanzliches Eiweiß (häufig Soja). Eine gute Qualität erkennen Sie auch daran, daß auf dem Etikett eine »Biologische Wertigkeit über 100«

ausgewiesen ist. Lassen Sie sich von Ihrem Apotheker beraten. Übrigens: Eine Extraportion Carnitin im Eiweißpulver erleichtert das Abnehmen. Sind Vitamine und Mineralstoffe zugesetzt, garantiert das einen effektiven Eiweißstoffwechsel und hilft leere Vitalstofftanks wieder auffüllen.

EIWEISS-POWER ALS FITNESS-DRINK

Ein bis zwei unserer Fitness-Drinks jeden Tag helfen Ihnen – zusätzlich zur gesunden, zucker- und fettarmen Ernährung – beim Auffüllen Ihrer leeren Tanks.
Natürlich können Sie das Pulver auch einfach in Wasser oder magerer Milch auflösen. Wenn Sie dazu Obst oder Gemüse essen. Denn darin stecken die Wirkstoffe, die Eiweiß in Ihrem Körper bioaktiv machen. Also warum nicht gleich kombinieren – vor allem, wenn's so köstlich schmeckt?

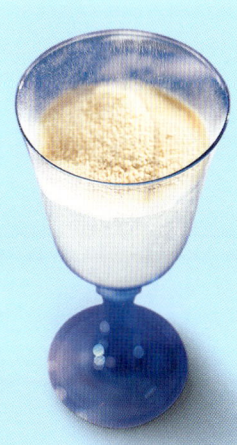

Fitness-
Abnehmen mit Eiweiß-Drinks
woche

Ein Pfund können Sie jeden Tag verlieren, wenn Sie Ihre Fettverbrennung anregen: mit Bewegung, Eiweiß und Vitalstoffen. Nur weil diese drei Dinge fehlen, leidet heute jeder zweite unter Übergewicht. Im Sessel geht gar nichts – jedenfalls bei 95 Prozent der Menschen. Es gibt keine Diät, die Ihnen langfristig beim Abnehmen hilft. Im Gegenteil: Wenn Sie hungern, greift der Körper die Muskeln an, verzehrt das einzige Organ, das Fett verbrennt. Doch das können Sie verhindern: durch täglich 30 Minuten Laufen – leicht, locker, lächelnd. Und durch Eiweißzufuhr. Eiweiß verhindert, daß der Körper Muskelmasse abbaut. Und Eiweiß sorgt dafür, daß Fett aus den Fettzellen abgesaugt und verbrannt wird. Ihr Körper braucht besonders, wenn Sie abnehmen wollen, Eiweiß, um es in Muskeln anzulegen und in Schlank-Hormonen wie dem Wachstumshormon HGH, das Muskeln aufbaut und Fett schmilzt. Auch wichtig: Vitalstoffe. Wir hätten alle eine höhere Fettstoffwechselrate, wären noch genügend Vitalstoffe in den Lebensmitteln. Vitamin C kurbelt die Fettverbrennung an, aber auch Vitamin B_6, Magnesium, Jod, Chrom, Selen.

SO SCHMILZT DAS FETT WEG

Vorbereiten: Kaufen Sie sich gute Laufschuhe und eine Puls-Uhr. Sprechen Sie mit dem Arzt, ob Sie lauf- und diättauglich sind.

Laufen Sie los: morgens und abends je 30 Minuten mit kontrolliertem Puls unter 140.

Eiweiß schmilzt Fett: Trinken Sie täglich drei Fitness-Drinks, Beispiele finden Sie rechts.

Viel trinken: Jeden Tag drei Liter Mineralwasser. Auch Tee und Gemüsesäfte sind erlaubt. Auf Alkohol sollten Sie verzichten.

Extraportion Vitalstoffe: Wählen Sie ein gutes Multi-Vitamin/Mineralien-Präparat. Das schiebt den Fettstoffwechsel an, füllt leere Vorräte auf, beugt Mangel vor. Trinkampullen eignen sich hervorragend, um sie unter Ihren Fitness-Drink zu mixen.

Obst satt: Zusätzlich zu den Obst-Drinks können Sie auch noch Obst pur schlemmen – so viel Sie wollen, und was Sie wollen. Am besten sind Exoten und Früchte der Saison.

Gewicht halten: Wenn Sie genug abgenommen haben, dann laufen Sie täglich 30 Minuten weiter. Erst einen, dann zwei der Eiweiß-Drinks durch Mahlzeiten ersetzen. Sie müssen Ihr Gewicht drei bis sechs Monate halten. Dann haben Sie's geschafft.

WOCHENPLAN

Montag

✿ Erdbeer-Ananas-Mix ✿ Melone-Molke-Drink ✿ Tomaten-Avocado-Drink

Dienstag

✿ Papaya-Blutorangen-Shake ✿ Kirsch-Buttermilch-Drink ✿ Gurken-Dill-Kefir

Mittwoch

✿ Mango-Kokos-Drink ✿ Schoko-Birnen-Shake ✿ Kräuter-Möhren-Mix

Donnerstag

✿ Kiwi-Grapefruit-Mint ✿ Aprikosen-Mandel-Milch ✿ Mango-Möhren-Mix.

Freitag

✿ Apfel-Holunderbeer-Drink ✿ Buttermilch-Zitrus-Flip ✿ Gemüse-Sangrita-Shake

Samstag

✿ Beeren-Smoothie ✿ Bananen-Joghurt-Drink ✿ Kiwi-Avocado-Mix

Sonntag

✿ Pfirsich-Melba-Shake ✿ Heidelbeer-Sanddorn-Kefir ✿ Sellerie Spinat-Flip

Sechs Gründe, warum es sich lohnt, den Mixer anzuwerfen

1. *Eiweiß-Power:* Ihre Eiweißtanks sind leer – mit den Fitness-Drinks füllen Sie die Depots auf.
2. *Fatburner:* Fitness-Drinks liefern alle Vitalstoffe – und kaum Kalorien.
3. *Muskel-Power:* Eiweiß verhindert, daß der Körper zum Muskelaufbau das Immunsystem annagt.
4. *Denker-Doping:* Am besten füllt man schon morgens die leeren Biostoff-Depots auf. Das Gehirn hat Nachschub für Gelassenheit, Kreativität und Geistesblitze.
5. *Frischzellen-Kur:* Unsere Drinks enthalten alle Biostoffe, die Ihre 70 Billionen Zellen brauchen, um sich immer wieder neu zu regenerieren.
6. *Gute-Laune-Stoff:* Eiweiß und Biostoffe aus Obst oder Gemüse liefern die Grundlage für Glücksbotenstoffe. Ihr Körper bildet wieder mehr Serotonin oder Endorphine.

Saisonkalender

Besonders gut sind enzymhaltige Früchte

Obst

EINE ODE AN DAS OBST

Essen Sie fünfmal am Tag ein Stück Obst? Nein? Das sollten Sie künftig tun. Denn nichts liefert Ihnen mehr Vitalstoffe und gesunde Energie als eine frische Frucht aus Garten Eden.

Obst ist Denkernahrung, denn seine Fruktose liefert kontinuierlich Nachschub fürs Gehirn – ohne den Blutzuckerspiegel zu belasten. Vitalstoffe in Obst helfen gegen Müdigkeit, schärfen die Konzentration – und machen über die Hormonproduktion auch noch gute Laune.

Obst hält schlank. Sein Vitamin C, seine Mineralstoffe und sekundären Pflanzenstoffe kurbeln den Fettstoffwechsel an, entschlacken den Körper über die Niere. Seine Ballaststoffe bringen Schwung in lahme Verdauung und schleppen auch noch Gifte aus dem Darm.

Obst ist Medizin. Schon seit Jahrtausenden wird Obst als Arznei eingesetzt. Seine Vitalstoffe stärken die Organe, helfen bei der Blutbildung, polstern die Nerven, halten die Verdauungsdrüsen auf Trab. Obst hilft den Blutdruck senken und hält die Blutfettwerte tief. Obst kräftigt das Immunsystem, reinigt den Darm, putzt die Gefäße durch und stärkt das Bindegewebe – von Haut und Blutgefäßen. Obst schützt vor Krebs, Herzinfarkt und Schlaganfall, lindert Asthmabeschwerden, bremst Alterungsprozesse. Obst hilft beim Einschlafen und gegen Migräne. Es kräftigt die Knochen, fördert die Libido, bringt Glanz ins Haar. Sicher ist: Für jedes Wehwehchen ist ein Obst gewachsen. Sie müssen es nur täglich fünfmal pflücken.

Fitness & Forever-Young-Tip: Machen Sie sich jeden Tag eine große Schüssel Obstsalat – aus den Früchten der Saison.

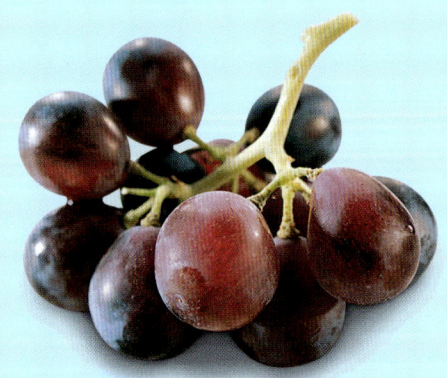

SAISONKALENDER

	Jan	Febr	März	April	Mai	Juni	Juli	Aug	Sept	Okt	Nov	Dez
Ananas	✲	✲	✲	✲	✲	✲	✲	✲	✲	✲	✲	✲
Apfel	✲	✲	✲	✲	✲	✲	✲	✲	✲	✲	✲	✲
Aprikosen					✲	✲	✲	✲	✲			
Avocados	✲	✲	✲	✲	✲	✲	✲	✲	✲	✲	✲	✲
Bananen	✲	✲	✲	✲	✲	✲	✲	✲	✲	✲	✲	✲
Birnen	✲	✲	✲	✲	✲	✲	✲	✲	✲	✲	✲	✲
Brombeeren						✲	✲	✲	✲	✲		
Datteln	✲	✲	✲	✲	✲	✲	✲	✲	✲	✲	✲	✲
Erdbeeren	✲	✲	✲	✲	✲	✲	✲	✲			✲	✲
Feigen (frisch)	✲	✲	✲	✲	✲	✲	✲	✲	✲	✲	✲	✲
Grapefruit	✲	✲	✲	✲	✲	✲	✲	✲	✲	✲	✲	✲
Heidelbeeren						✲	✲	✲	✲			
Himbeeren						✲	✲	✲				
Holunderbeeren									✲	✲	✲	
Johannisbeeren						✲	✲	✲				
Kirschen					✲	✲	✲					
Kiwis	✲	✲	✲	✲	✲	✲	✲	✲	✲	✲	✲	✲
Mandarinen	✲	✲	✲								✲	✲
Mangos	✲	✲	✲	✲	✲	✲	✲	✲	✲	✲	✲	✲
Melone	✲	✲	✲	✲	✲	✲	✲	✲	✲	✲	✲	✲
Orangen	✲	✲	✲	✲	✲	✲	✲	✲	✲	✲	✲	✲
Papaya	✲	✲	✲	✲	✲	✲	✲	✲	✲	✲	✲	✲
Pfirsiche	✲	✲	✲	✲	✲	✲	✲	✲	✲			
Pflaumen	✲	✲	✲	✲	✲	✲	✲	✲	✲	✲		
Stachelbeeren					✲	✲	✲	✲				
Weintrauben	✲	✲					✲	✲	✲	✲	✲	✲

✲ Diese Punkte geben die Monate an, in denen das Obst verfügbar ist.

✲ Diese Punkte kennzeichnen die Hauptsaison des Angebotes.

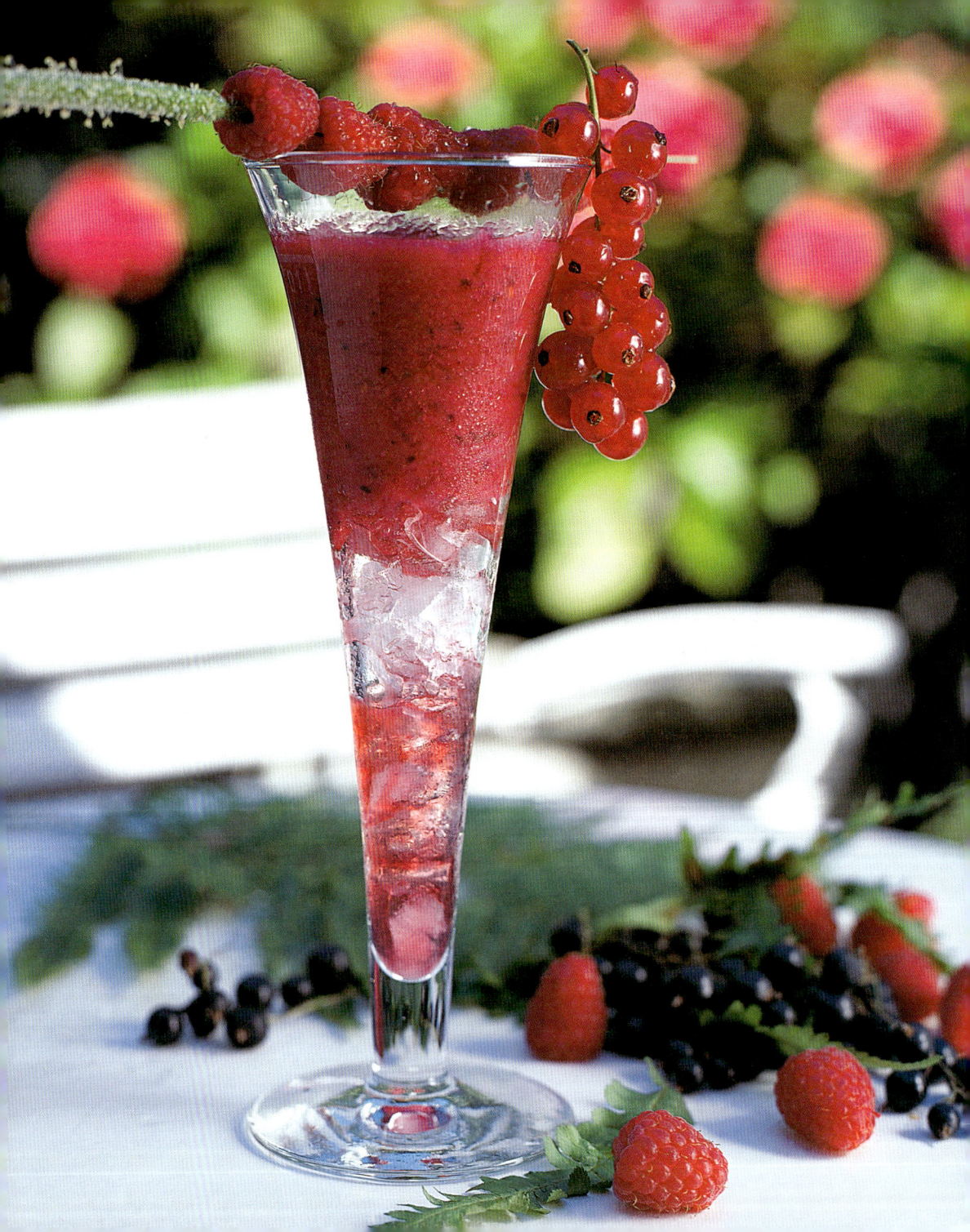

Beeren-
Trendiger US-Fitness-Drink
Smoothie

Die Beeren kurz abbrausen, von den roten Johannisbeeren einen schönen Zweig für
die Garnierung beiseite legen. Die übrigen Beeren entstielen und in den Mixer geben.
Ahornsirup und Orangensaft hinzufügen und alles fünfzehn
Sekunden fein pürieren.

Die gefrorene Banane grob zerteilen. Mit dem Eiweißpulver und
dem Wasser dazugeben und nochmals alles fünfzehn Sekunden
kräftig durchmixen.

Die Mischung in ein gefrostetes Cocktailglas gießen. Den beiseite gelegten Johnnisbeerzweig über den Glasrand hängen.
Den Drink mit einem Trinkhalm servieren.

Tip: Zum Frosten das Cocktailglas einige Stunden vorher in ein
Kühlfach oder in die Tiefkühltruhe stellen. Oder das Glas mit
zerstoßenem Eis füllen und kurz stehen lassen.

Zutaten für 1 Drink:
80 g gemischte Beeren
(Himbeeren, rote und
schwarze Johannisbeeren)
2 TL Ahornsirup
2 EL Orangensaft
angefrorene Banane
(ohne Schale, etwa 40 g)
2 EL Eiweißpulver
1/8 l kaltes kohlensäure-
haltiges Mineralwasser

Beeren

Die kleinen Kugeln haben in Asien den Status als
Volksarznei. Sie sind proppenvoll mit Vitaminen und
Mineralien. Ihre ätherischen Öle, Farb- und Gerbstoffe powern mit Energie, beruhigen die Nerven,
machen fit und gelassen. Ihre Flavone schützen vor
Krebs. Beeren kurbeln nicht nur den Stoffwechsel an,
sie wappnen die Abwehrkräfte, stärken das Herz, helfen der Niere bei ihrer Entgiftungsarbeit und beugen
Rheuma, Arthritis und Diabetes vor.

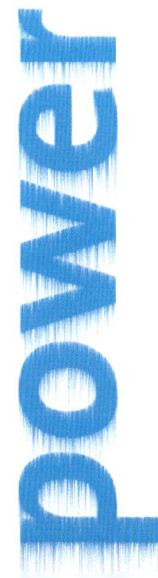

power

Mango-Kokos-Drink

Exoten-Power für die Zellen

Die Mango schälen und würfeln. Drei schöne Würfel für die Garnierung beiseite legen, den Rest in den Mixer geben.

Zutaten für 1 Drink:
1 Stück Mango (etwa 100 g)
1 Limette
2 TL brauner Rohrzucker
50 ml kalte Coconut Milk (ungesüßt; Asienladen)
2 EL Eiweißpulver
1/8 l kalter naturtrüber Apfelsaft (ohne Zucker)
3 Eiswürfel
Zum Garnieren:
1–2 EL Kokosraspel

Von der Limette ein Stück Schale spiralförmig abschälen, beiseite legen. Den Limettensaft auspressen, mit dem Zucker und der Coconut Milk dazugeben. Alles fünfzehn Sekunden kräftig durchmixen.

Eiweißpulver und Apfelsaft hinzufügen. Nochmals zehn Sekunden gründlich vermischen.

Ein großes Kelchglas am Rand mit Wasser befeuchten und umgedreht in die Kokosraspel tupfen. Die Eiswürfel hineingeben, den Mixerinhalt darüber gießen. Mangowürfel auf einen Cocktailspieß stecken und über den Glasrand legen. Mit der Limettenschale garnieren. Den Drink mit einem Trinkhalm servieren.

Kokosnuß

Die dicke Mineralstoffbombe (vor allem Magnesium, Eisen, Natrium und Selen) schützt das Herz, beruhigt die Nerven, hegt Magen und Darm. Die Exotin versorgt mit wertvollem Pflanzeneiweiß, und ihre Milch ist so wertvoll wie Muttermilch. Ideale Frucht für gestreßte Manager: In Südostasien verschreibt man sie gegen Sodbrennen und Gastritis.

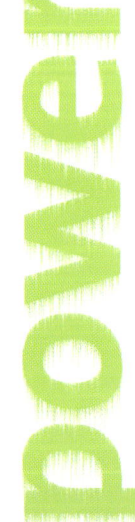

power

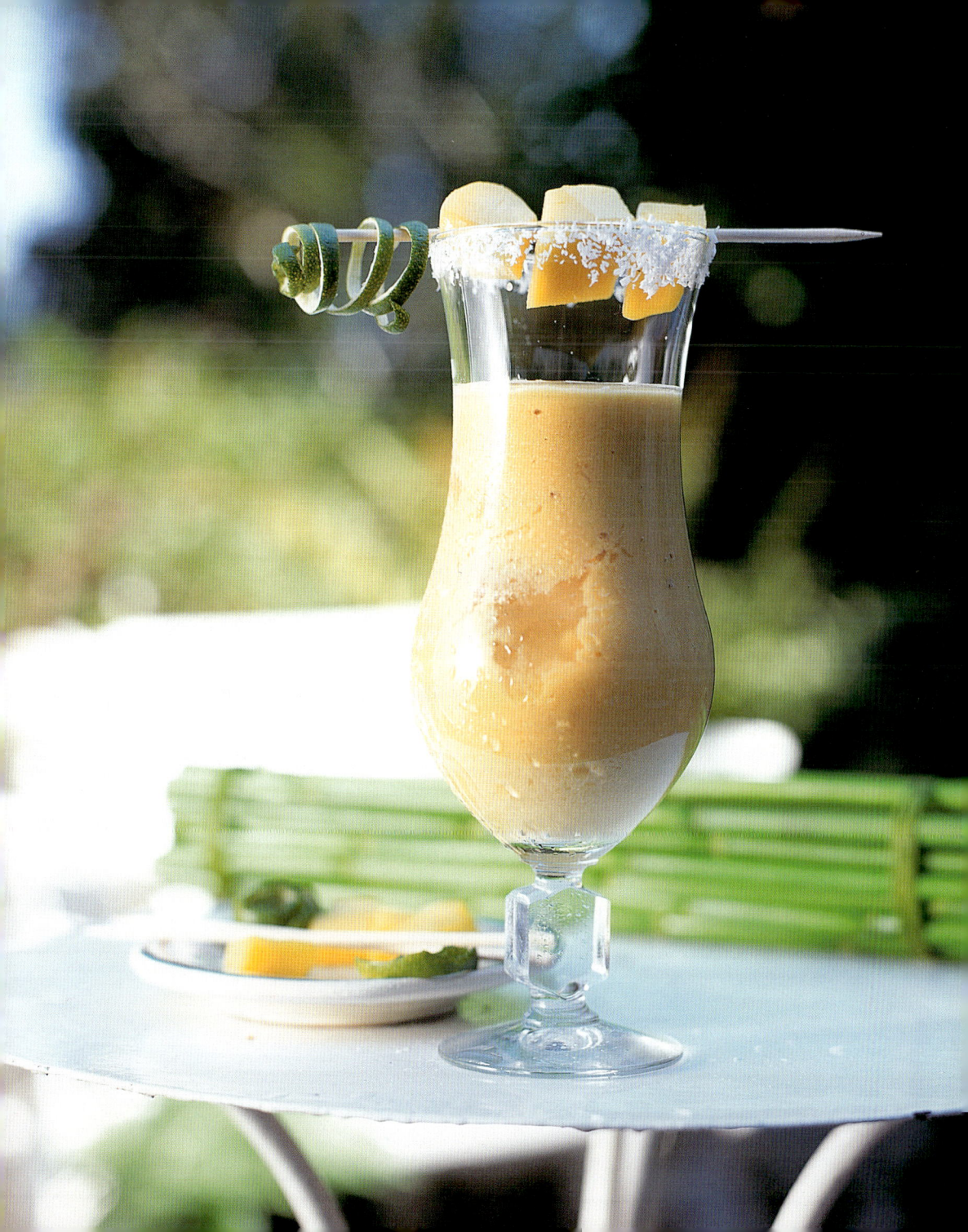

Erdbeer-

Der Schlank-Drink

Ananas-Mix

Die Erdbeeren waschen und für die Garnierung eine schöne Frucht beiseite legen. Die übrigen Erdbeeren entstielen und vierteln.

Zutaten für 1 Drink:
75 g Erdbeeren
2 TL Zitronensaft
1 TL Akazienhonig
150 ml kalter Ananas-Saft
2 EL Eiweißpulver

Die Erdbeeren mit Zitronensaft, Honig und der Hälfte des Ananas-Saftes in den Mixer geben. Alles fünf-zehn Sekunden gut durchmixen.

Das Eiweißpulver und den restlichen Saft dazugeben und alles nochmals zehn Sekunden durchmixen.

Die Mischung in ein Longdrinkglas gießen.

Für die Garnierung die beiseite gelegte Erdbeere einschneiden und an den Glasrand stecken. Den Drink mit einem Trinkhalm servieren.

Erdbeeren

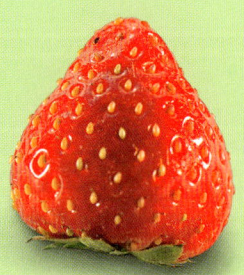

Erbeeren machen schlank, während man sie isst. Die kleinen roten Fitnesskugeln liefern mehr vom Fat-burner-Vitamin C als Zitronen und haben selbst kaum Kalorien: 100 Gramm liefern nur 38 kcal. Mit ihrem Superballaststoff Pektin senken sie den Chole-sterinspiegel. Und rund 300 weitere Wirkstoffe ma-chen sie zur köstlichen Medizin: Erdbeeren helfen verdauen, reinigen die Schleimhäute, senken Fieber, entwässern den Körper, kurbeln den Stoffwechsel an und treiben sogar Bakterien in die Flucht.

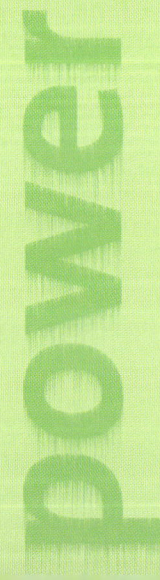
power

Papaya-Blut-
orangen-Shake

Morgen-Fitness tanken

Die Papaya schälen, entkernen, eine schöne Spalte abschneiden und zum Garnieren beiseite legen. Die übrige Papaya würfeln und in den Mixer geben. Limettensaft, Honig und die Hälfte vom Orangensaft hinzufügen und alles fünfzehn Sekunden pürieren.

Eiweißpulver und restlichen Orangensaft dazugeben und alles nochmals zehn Sekunden durchmixen. In ein großes Kelchglas zwei Eiswürfel geben. Den Mixerinhalt darüber gießen. Die Papaya und die Limettenscheibe etwas einschneiden und an den Glasrand stecken. Den Drink mit einem Trinkhalm servieren.

Zutaten für 1 Drink:
120 g reife Papaya
1 EL Limettensaft
1 TL Akazienhonig
1/8 l kalter Blutorangensaft
2 EL Eiweißpulver
2 Eiswürfel
Zum Garnieren:
1 Limettenscheibe

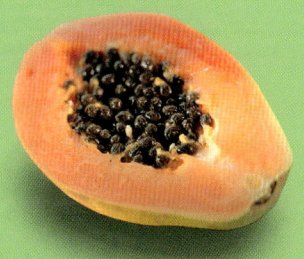

Papaya

Papaya liefert viele Gründe, schon den Tag damit zu starten. Sie regt die Verdauung an und verwöhnt den Körper mit Beta-Carotin, dem Biostoff, der Zellen vorm frühzeitigen Altern schützt. Ihr Gehalt an Calcium und Kalium wappnet gegen Stress. Tip: Achten Sie auf reife Früchte.

power

Kiwi-Grapefruit-Mint

Doping für die Abwehr

Zutaten für 1 Drink:
1 Kiwi (etwa 100 g)
1 Minzezweig
2 TL Zitronensaft
2 TL Ahornsirup
150 ml kalter Grapefruitsaft
2 EL Eiweißpulver
3 Eiswürfel

Von der Kiwi eine schöne Scheibe für die Garnierung beiseite legen. Die übrige Kiwi schälen, würfeln und in den Mixer geben. Ein Minzezweiglein beiseite legen, vom Rest vier Minzeblätter abzupfen und feinstreifig schneiden. Mit Zitronensaft, Ahornsirup und der Hälfte des Grapefruitsaftes zur Kiwi geben. Den Mixer schließen und den Inhalt fünfzehn Sekunden gründlich pürieren.

Eiweißpulver und übrigen Saft hinzufügen. Alles nochmals zehn Sekunden durchmixen.

Eiswürfel in ein großes Longdrinkglas geben, die Kiwimischung darüber verteilen. Die Kiwischeibe einschneiden und an den Glasrand stecken. Mit dem Minzezweiglein garnieren. Den Drink mit einem Trinkhalm servieren.

 Kiwi

Die grüne Exotin schlägt Zitrusfrüchte mit ihrem Gehalt an Vitamin C um das dreifache. Ihr Enzym Acitinidin hilft dem Verdauungs-System, Eiweiß zu spalten, auch das kommt unserem Immunsystem zugute (es besteht zu 1,5 Kilo aus Eiweiß). In Kombination mit Grapefruit mixt man sich eine Extraportion Power für die Abwehr.

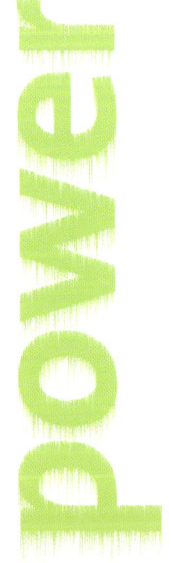

power

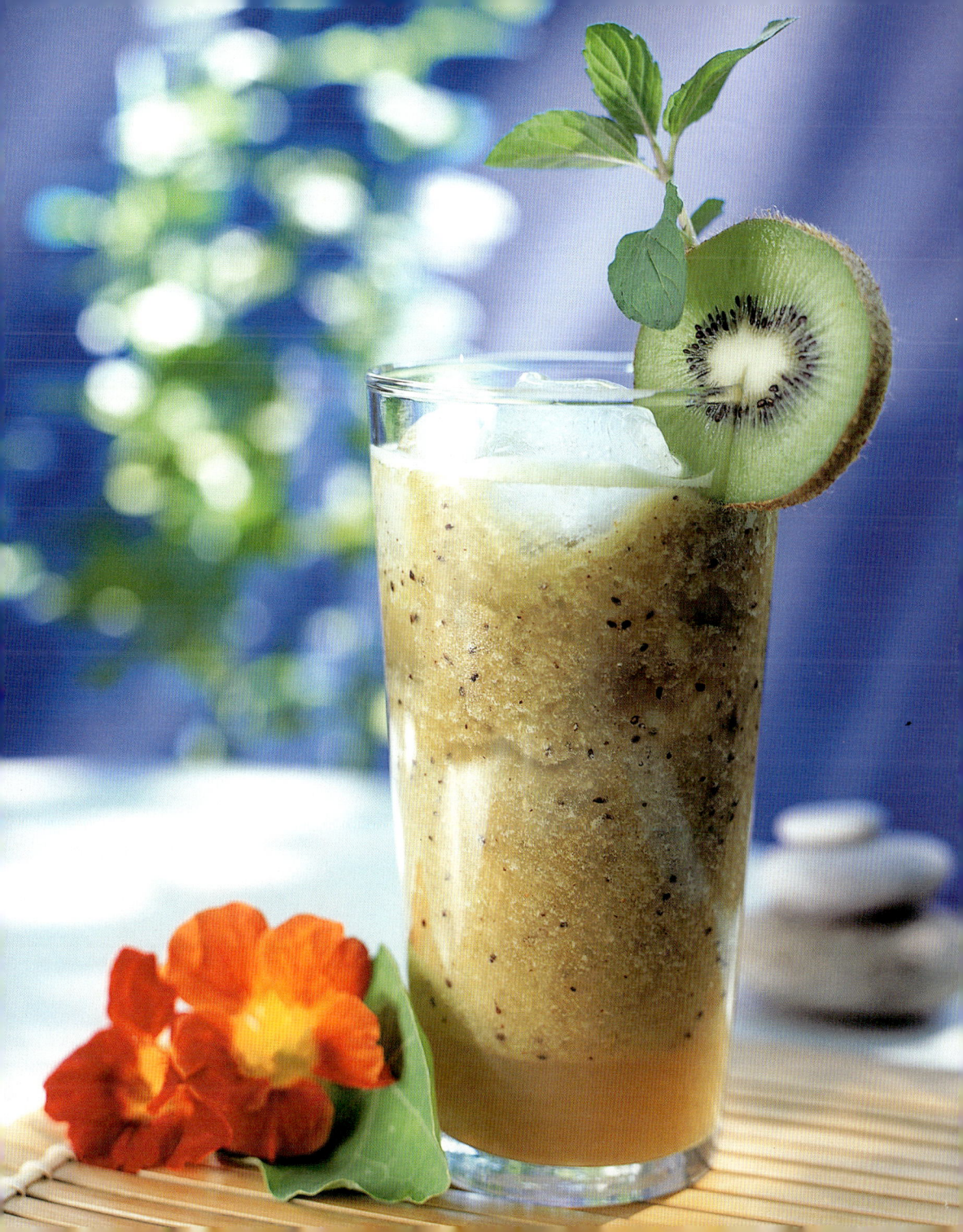

Pfirsich-Melba-Shake

Cooler Becher

Zutaten für 1 Drink:
80 g frische Himbeeren
2 TL Ahornsirup
1 reifer Pfirsich (etwa 100 g)
2 TL Zitronensaft
2 EL Eiweißpulver
100 ml kaltes kohlen-
säurearmes Mineralwasser
1 Vanille-Eis-Kugel

Die Himbeeren waschen, verlesen und vier bis fünf schöne Früchte zum Garnieren beiseite legen. Die übrigen Himbeeren mit 1 Teelöffel Ahornsiurp mit Pürierstab oder Mixer fein zerkleinern und in ein großes Kelchglas füllen. Den Pfirsich überbrühen, abschrecken und die Haut abziehen. Die Frucht halbieren, entsteinen und in Stücke schneiden. Mit dem Zitronensaft, dem übrigen Ahornsirup, dem Eiweißpulver und der Hälfte des Wassers in den Mixer geben. Alles fünfzehn Sekunden kräftig durchmixen, bis das Fruchtfleisch püriert ist. Das übrige Wasser dazugießen und alles noch zehn Sekunden vermischen. Die Pfirsichmischung vorsichtig über das Himbeerpüree gießen. Die Vanille-Eis-Kugel obendrauf geben und mit den Himbeeren garnieren. Den Drink mit einem Löffel und einem dicken Trinkhalm sofort servieren.

Pfirsich

Mit ihrer Fülle an Aromastoffen schmeichelt sich die süße, saftige Steinfrucht bei jedem Gaumen ein. Der Pfirsich betört aber auch die Nerven mit B-Vitaminen, überzeugt die Abwehrkräfte mit Vitamin C und besticht die Knochen mit einer geballten Ladung Calcium.

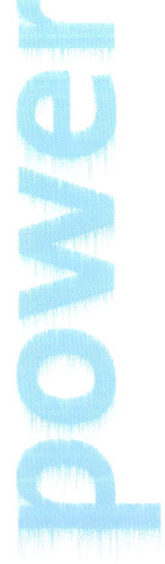

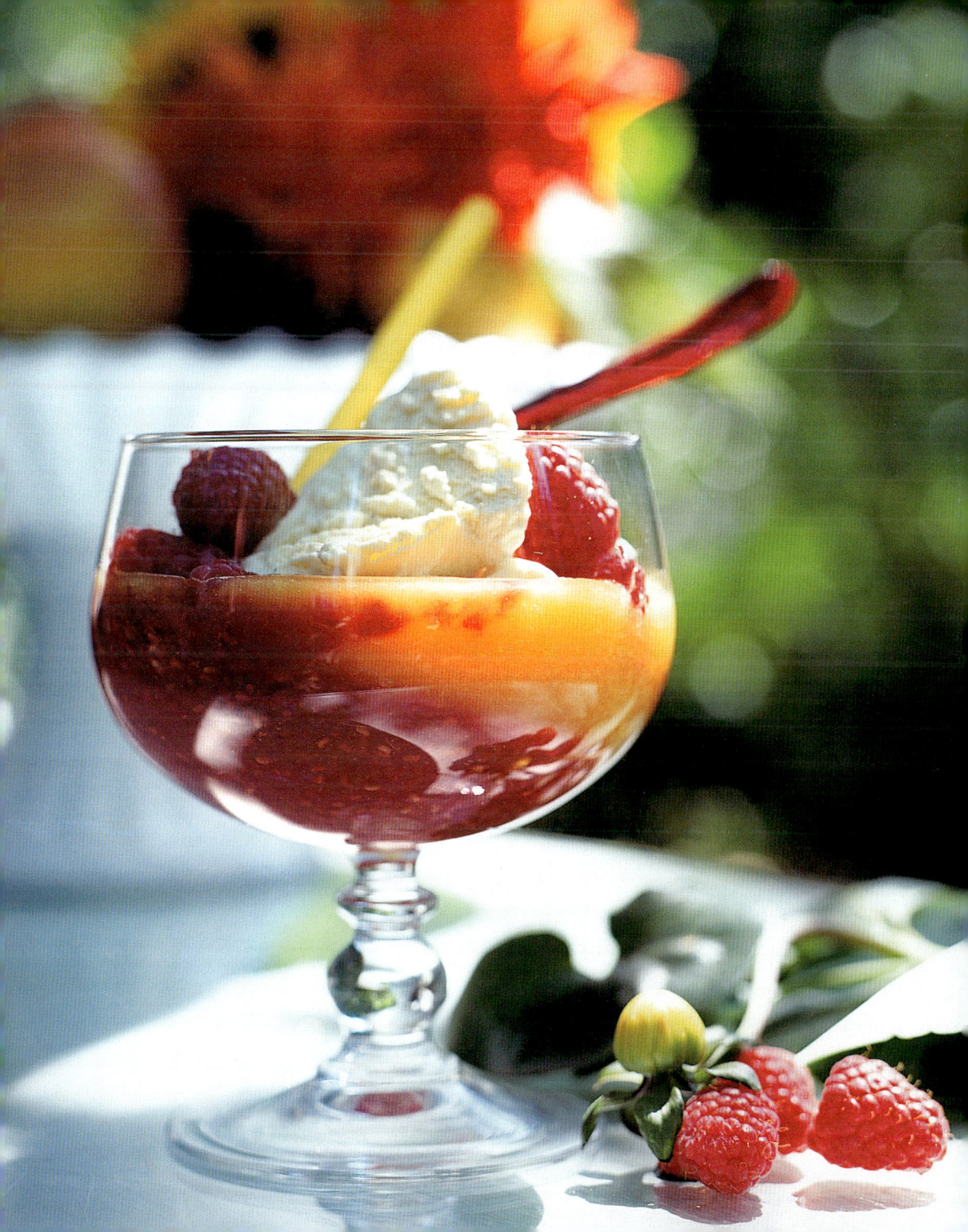

Kiwi-Avocado-

Grüner Fitness-Cocktail

Mix

22

Zutaten für 1 Drink:
reife Avocado (etwa 50 g)
2 EL Zitronensaft
1 Kiwi (etwa 120 g)
1 TL brauner Rohrzucker
1/8 l kohlensäurearmes Mineralwasser
2 EL Eiweißpulver
3 Eiswürfel
Zum Garnieren:
1 Zitronenmelissezweig

Die Avocado schälen, das Fruchtfleisch zerkleinern und in den Mixer geben, mit dem Zitronensaft beträufeln. Von der Kiwi eine schöne Scheibe für die Garnierung abschneiden. Den Rest schälen, grob zerschneiden und zu der Avocado geben. Den Zucker und die Hälfte des Mineralwassers dazugeben. Alles im Mixer fünfzehn Sekunden fein pürieren. Das Eiweißpulver und das übrige Mineralwasser hinzufügen und nochmals zehn Sekunden gründlich durchmixen.

Die Eiswürfel in ein großes Longdrinkglas geben. Die Mischung darüber gießen. Die Kiwischeibe einschneiden und an den Glasrand stecken. Mit der Zitronenmelisse garnieren.

Avocado

Avocado liefert ungesättigte Fettsäuren, die lebenswichtig wie ein Vitamin die Haut ölen, Zellwände schmieren, Nerven stärken. Neben edelstem Fett versorgt sie mit wertvollem Eiweiß und ihr wahrer Zauberstoff heißt Mannoheptulose, ein einzigartiges Kohlenhydrat, das den Blutzuckerspiegel senkt. Avocadolöffelnd fühlen Sie sich vital, konzentriert, wach. Ihr Vitamin E schützt das Herz.

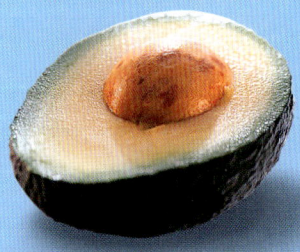

power

Weißer

Fröhliche Erfrischung

Sangria-Cocktail

Von der Orangen- und Zitronenscheibe die Schale entfernen und das Fruchtfleisch kleinschneiden. Das Apfelviertel schälen, entkernen und in kleine Stücke schneiden. Den Pfirsich waschen und würfeln. Die vorbereiteten Früchte mit der Hälfte des Traubensafts in den Mixer geben. Alles zusammen fünfzehn Sekunden gründlich pürieren.

Das Eiweißpulver, den Zimt und den übrigen Saft dazugeben. Alles nochmals etwa zehn Sekunden durchmixen.

Die Eiswürfel in ein Bowlenglas geben und die Mischung darauf abgießen. Die Weintrauben waschen, abzupfen und auf einen kleinen Holzspieß stecken, über den Glasrand legen. Den Drink mit einem dicken Trinkhalm servieren.

Zutaten für 1 Drink:

1 Orangenscheibe
1 Zitronenscheibe
1/4 säuerlicher Apfel
1/4 Pfirsich
150 ml kalter weißer Traubensaft
2 EL Eiweißpulver
2 Prisen Zimtpulver
3 Eiswürfel
3 kleine kernlose Weintrauben

Apfel

Ein Apfel am Tag hält den Doktor fern. Essen Sie mehr, wenn Sie wollen. Denn Äpfel liefern einige hundert Wirkstoffe. Sie fördern die Verdauung, treiben Bakterien in die Flucht, peppen das Immunsystem auf und halten schlank. Organische Säuren helfen der Leber beim Entgiften, Pektin senkt den Cholesterinspiegel, schützt Darm und Gefäße. Starten Sie morgens mit einem Apfel und beschließen Sie den Tag mit ihm. Er enthält Biostoffe, die einen morgens wecken und abends entspannen.

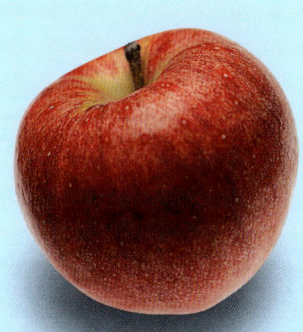

power

Süße Medizin

Apfel-Holunder-beer-Drink

Den Apfel waschen, eine schöne Spalte für die Garnierung beiseite legen.

Den übrigen Apfel schälen, entkernen, in kleine Stücke schneiden und in den Mixer geben.

Zutaten für 1 Drink:
säuerlicher Apfel (etwa 75 g)
2 TL Zitronensaft
2 TL Akazienhonig
75 ml kalter Apfelsaft (ohne Zucker)
2 EL Eiweißpulver
75 ml kalter Holunderbeer-Muttersaft (ungesüßt; Reformhaus)
3 Eiswürfel
Zum Garnieren:
1 Zweig Zitronenmelisse

Den Zitronensaft, den Honig und den Apfelsaft dazugeben. Den Mixer schließen und den Inhalt fünfzehn Sekunden fein pürieren.

Das Eiweißpulver hinzufügen, den Holunderbeersaft dazugießen. Alles nochmals zehn Sekunden kräftig durchmixen.

Eiswürfel in ein Longdrinkglas geben, die Mischung darübergießen. Die Apfelspalte an den Glasrand stecken. Den Drink mit der Zitronenmelisse garnieren und mit einem Trinkhalm servieren.

Holunderbeeren

Holunderbeeren stupsen einen in die Leichtigkeit des Seins. Sie enthalten das Spurenelement Selen, das zur fröhlichen Gelassenheit verhilft, alle Zellen schützt und zudem Schwermetallen die rote Karte zeigt. Übrigens: Holunderbeersaft hilft besser gegen Erkältung als die bekannte heiße Zitrone.

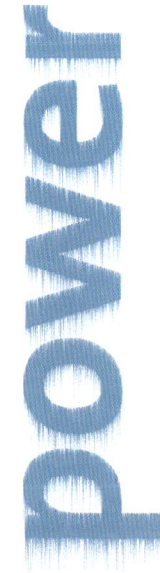

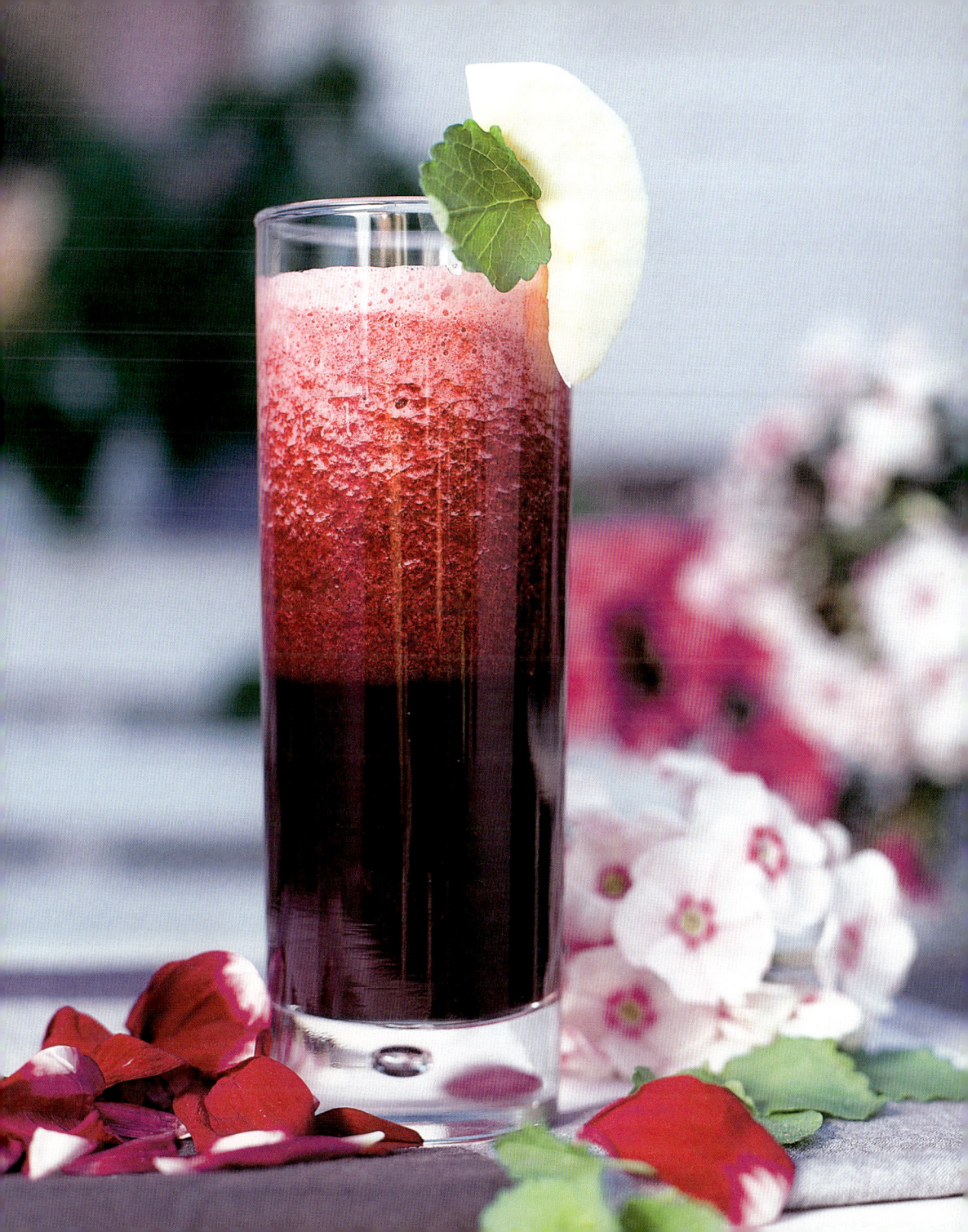

Kaki-Orangen-

Fruchtige Asiatin

Drink

Die Kaki waschen, halbieren und eine schöne Spalte für die Garnitur abschneiden. Die übrige Kaki von der Haut befreien, den Stielansatz entfernen. Das Fruchtfleisch kleinschneiden. Mit dem Limettensaft und dem Birnendicksaft in den Mixer geben. Die Vanilleschote aufschlitzen, das Mark herauskratzen und mit der Hälfte des Orangensafts hinzufügen. Alles fünfzehn Sekunden lang gründlich pürieren.

Das Eiweißpulver und den übrigen Saft dazugeben. Alles nochmals zehn Sekunden durchmixen. Die Mischung in ein großes Cocktailglas abgießen. Die Kakispalte einschneiden und an den Glasrand stecken. Den Drink mit der Zitronenmelisse garnieren und mit einem Trinkhalm servieren.

Zutaten für 1 Drink:
1/2 vollreife Kaki (etwa 125 g)
1 EL Limettensaft
2 TL Birnendicksaft
1/2 Vanilleschote
150 ml frisch gepreßter Orangensaft
2 EL Eiweißpulver
Zum Garnieren:
1 Zweiglein Zitronenmelisse

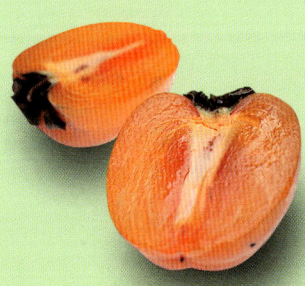

Kaki

Die männerfaustgroße süße orange Beere schmeckt wie eine Kreuzung aus Tomate und Aprikose. Die Exotin ist eine ideale Denker-Frucht. Sie liefert bis zu 20 Prozent Glukose - die rasche Energie für das Gehirn. Wie alle Exoten strotzt sie voller Vitamine. Ganz besonders reich ist sie an dem hautschützenden Vitamin A.

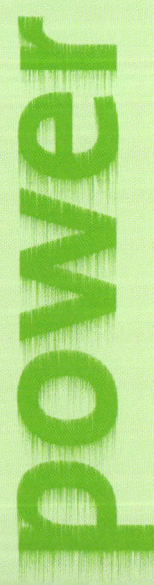

power

Johannisbeer-

Power für die Nerven

Bananen-Shake

Die Banane schälen und für die Garnierung eine Scheibe schräg abschneiden, beiseite legen. Die übrige Banane grob zerschneiden und mit dem Zitronensaft, dem Honig und der Hälfte des Johannisbeersafts in den Mixer geben. Alles etwa fünfzehn Sekunden gut durchmixen.

Das Eiweißpulver und den restlichen Saft hinzufügen und alles nochmals zehn Sekunden mixen.

Die Eiswürfel in ein Longdrinkglas geben und die Mischung darauf abgießen. Die Bananenscheibe bis zur Hälfte einschneiden und an den Glasrand stecken. Den Drink mit einem Trinkhalm servieren.

Zutaten für 1 Drink:
1/2 Banane (etwa 100 g)
1 EL Zitronensaft
2 TL Akazienhonig
150 ml kalter schwarzer Johannisbeersaft (Muttersaft; Reformhaus)
2 EL Eiweißpulver
2 Eiswürfel

Schwarze Johannisbeeren

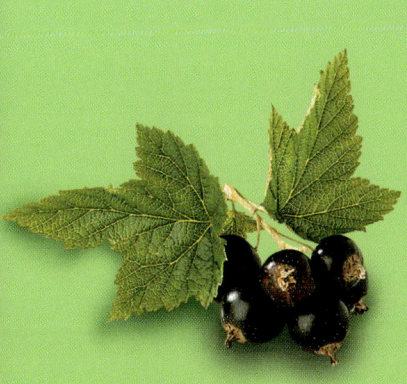

Eine einzige Beere liefert sage und schreibe zwei Milligramm Vitamin C. Das Powervitamin ackert in jeder Körperzelle als Biokatalysator für unzählige Enzymprozesse: zum Beispiel in der Fettverbrennung, im Immunsystem und im Aufbau von festem Bindegewebe - es sorgt also für straffe Haut und elastische Blutgefäße. Vor allem in Stress-Zeiten polstert Johannisbeersaft die Nerven. Was die saure Beere noch versüßt: Sie enthält Pantothensäure, das Vitamin, welches das Ergrauen der Haare verzögert.

power

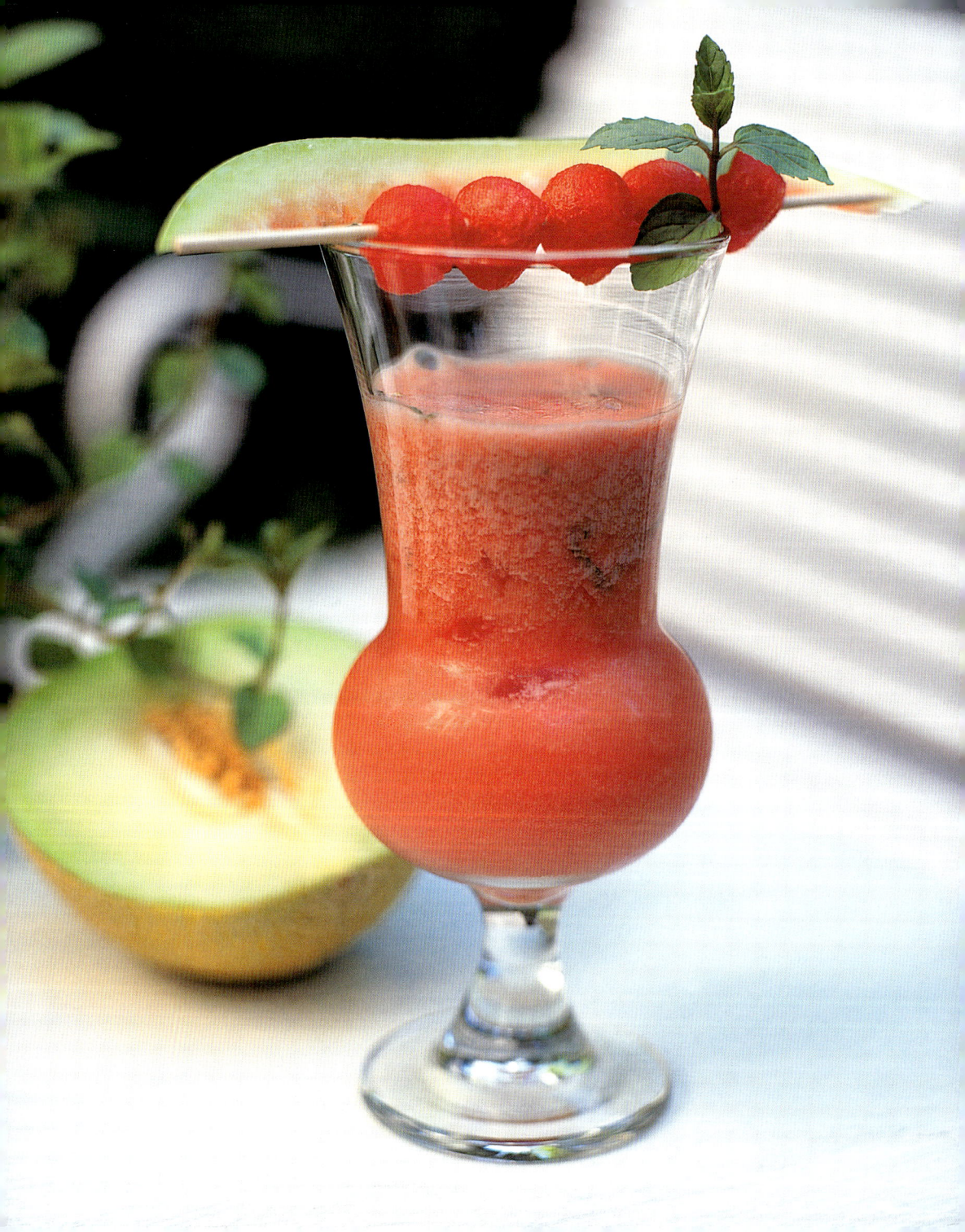

Melonen-Molke-Drink

Ein Cocktail fürs Herz

Aus dem Melonenfleisch mit einem Melonenausstecher fünf schöne Kugeln ausstechen und eine Spalte abschneiden, beiseite legen. Die übrige Melone schälen, entkernen und in Stücke schneiden. In den Mixer geben. Die Minze abbrausen, ein kleines Zweiglein für die Garnierung beiseite legen. Die übrigen Blätter abstreifen, abreiben und hacken. Mit dem Birnendicksaft und dem Orangensaft dazugeben. Den Mixer schließen und den Inhalt fünfzehn Sekunden fein pürieren. Das Eiweißpulver hinzufügen, die Molke angießen. Alles nochmals zehn Sekunden gut durchmixen.

Die Eiswürfel in ein großes Longdrinkglas geben, den Mixerinhalt darübergießen. Die Melonenkugeln auf einen Cocktailspieß stecken und mit der Melonenspalte auf das Glas legen. Mit dem Minzezweiglein garnieren. Den Drink mit einem Trinkhalm und einem Löffel servieren.

Zutaten für 1 Drink:
200 g Wassermelone (oder Honig- oder Galiamelone)
1 Minzezweig
1 EL Birnendicksaft
2 EL Orangensaft
2 EL Eiweißpulver
150 ml kalte Molke
3 Eiswürfel

Melone

Jeder weiß: mit nur zwölf Kalorien pro 100 Gramm ist sie die ideale Schlankfrucht. Kaum einer ahnt: Melonen stehen auf der Empfehlungsliste der US-Krebsexperten. Grund: Sie enthalten viel Carotinoide. Melonen unterstützen die Niere, helfen gegen Gicht und Rheuma, und sie halten das Blut dünn. Forscher fanden Adenosin, einen Stoff, der wie Aspirin das Zusammenkleben der Blutblättchen hemmt.

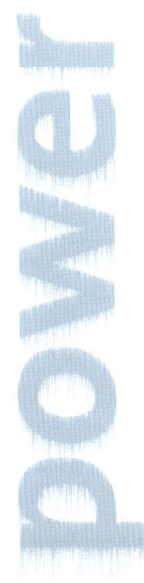

Aprikosen-Mandel-Milch

Der Beauty-Shake

Die Aprikosen waschen, halbieren und entsteinen. Eine schöne Spalte für die Garnierung beiseite legen. Die übrigen Früchte grob zerkleinern und zusammen mit dem Apfeldicksaft, dem Mandelmus und der Hälfte der Milch in den Mixer geben. Alles fünfzehn Sekunden kräftig durchmixen. Die restliche Milch angießen. Das Eiweißpulver und das ausgekratzte Vanillemark dazugeben. Im Mixer alles kurz und kräftig vermischen.

Den Rand eines großen Kelchglases rundherum mit Wasser befeuchten und in die gemahlenen Mandeln tupfen.

Die Eiswürfel in das Glas geben und die Aprikosenmilch darüber gießen. Die Aprikosenspalte einschneiden und an den Rand stecken. Den Drink mit einem dicken Trinkhalm servieren.

Zutaten für 1 Drink:
2–3 frische Aprikosen
(etwa 75 g)
1 EL Apfeldicksaft
2 TL Mandelmus (Reformhaus)
150 ml kalte Magermilch
2 EL Eiweißpulver
1 Vanilleschote
3 Eiswürfel
Zum Garnieren:
1–2 EL gemahlene Mandeln

Aprikose

Die Hunzas, ein Volk im Himalaya, leben viel länger als wir Mitteleuropäer. Grund: Sie essen viele Aprikosen. Früchte mit einem besonders hohen Gehalt an Carotinoiden, den Pflanzenfarbstoffen, die freie Radikale unschädlich machen und so Gefäße, Herz und Gehirn schützen. Aprikosen enthalten das Schönheitsvitamin Pantothensäure. Es schenkt Vitalität kurbelt den Fettabbau an. Ihre Kieselsäure stärkt das Bindegewebe, strafft also die Haut. Und sie liefert reichlich Kalium – das entwässert.

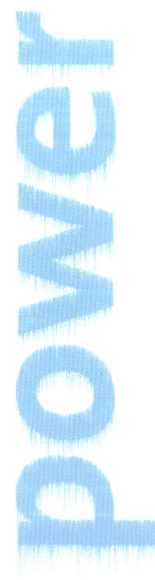

power

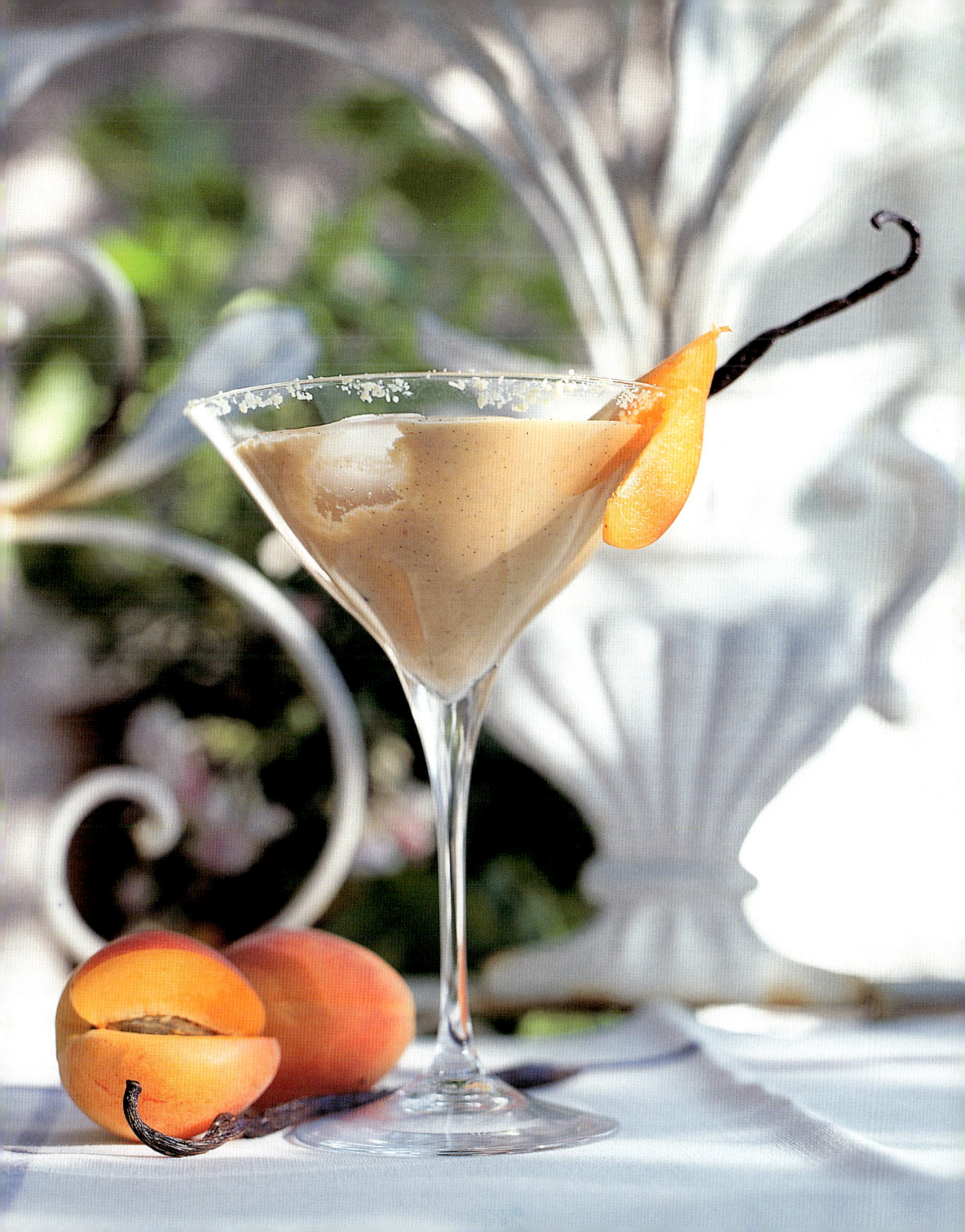

Buttermilch-
Sauer macht lustig
Zitrus-Flip

Von der Orange und der Zitrone eine Scheibe abschneiden und für die Garnierung beiseite legen. Die übrige Orange wie einen Apfel samt der weißen Haut schälen. Die Filets zwischen den Trennwänden herausschneiden, dabei den abtropfenden Saft auffangen. Die Trennwände ausdrücken. Orangenfilets und -saft in den Mixer geben. Den Grapefruitsaft, 1 EL Zitronensaft, das Eigelb, die Frutilose und die Hälfte der Buttermilch dazugeben. Den Mixer schließen und den Inhalt fünfzehn Sekunden kräftig durchmixen.

Das Eiweißpulver, etwas fein abgeriebene Zitronenschale und die übrige Buttermilch hinzufügen. Alles nochmals zehn Sekunden gut vermischen. Die Mischung in ein großes Cocktailglas gießen. Die Orangen- und Zitronenscheibe einschneiden und an den Glasrand stecken. Den Drink mit einem Trinkhalm servieren.

Zutaten für 1 Drink:
1 Orange
1 unbehandelte Zitrone
2 EL rosa Grapefruitsaft
(frisch ausgepresst)
1 Eigelb
1 EL Frutilose
(Obstsüße; Reformhaus)
100 ml kalte Buttermilch
2 EL Eiweißpulver

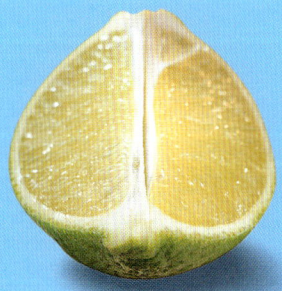

Zitrusfrüchte

Dass sie mit Vitamin C den Morgenmuffel wecken, ist eine alte Weisheit. Doch dass ihre Bioflavonoide (vor allem in der weißen Schale) die Wirkung des Vitamin C verdreißigfachen, weiß kaum jemand. Also nehmen Sie's nicht so genau mit dem Schälen, wenn Sie eine Zitrusfrucht essen.

power

Schoko-Birnen-Shake

Für Süß-Schnäbel erlaubt

Die Milch lauwarm erhitzen. Inzwischen die Birne waschen, eine schöne Spalte abschneiden und zum Garnieren beiseite legen. Den Rest schälen, entkernen, in Stücke schneiden und in den Mixer geben. Den Orangensaft, den Birnendicksaft, die Schokolade – vorher etwas zum Garnieren abnehmen! – und die Hälfte der Milch dazugeben. Den Mixer schließen und den Inhalt fünfzehn Sekunden gut durchmixen. Das Eiweißpulver und die übrige Milch dazugießen und nochmals zehn Sekunden gründlich vermischen.

Die Mischung in ein Kelchglas gießen und die Birnenspalte an den Glasrand stecken. Den Drink mit der übrigen Schokolade bestreuen und mit einem Trinkhalm servieren.

Zutaten für 1 Drink:
150 ml Magermilch
reife Birne (etwa 100 g)
1 TL Orangensaft
1 TL Birnendicksaft
2 EL fein geriebene Bitterschokolade (mindestens 60 % Kakaoanteil)
2 EL Eiweißpulver

Schokolade

Schokolade macht nicht immer dick. Denn wenn sie Bitterschokolade heißt und mehr als 60 Prozent Kakao enthält, belastet sie nicht den Insulinhaushalt. Das Dickhormon bleibt in seinen Schranken, Glukagon – das Schlankhormon – kann Fett abbauen. Und: Die Kakao-Bohne liefert mehr vom Herzschützer Polyphenol als ein Glas Wein.

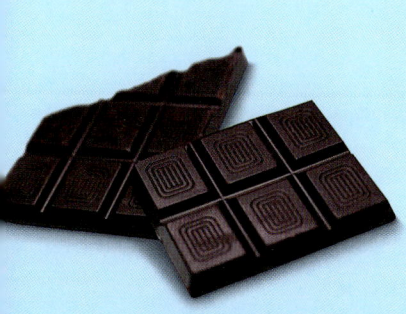

power

Heidelbeer-

Der Forever-Young-Drink

Sanddorn-Kefir

Die frischen Heidelbeeren kurz waschen und trockentupfen oder die tiefgekühlten auftauen lassen. Zehn schöne Heidelbeeren für die Garnierung beiseite legen. Die übrigen Beeren mit Sanddornmark, Zitronensaft und Kefir in den Mixer geben und alles fünfzehn Sekunden gründlich pürieren. Eiweißpulver und Milch hinzufügen und nochmals kurz und kräftig vermischen. Die Mischung in ein hohes Glas füllen. Die beiseite gelegten Heidelbeeren auf einen Cocktailspieß stecken und über den Glasrand legen. Den Drink mit einem dicken Trinkhalm servieren.

Zutaten für 1 Drink:
90 g Heidelbeeren (frisch oder tiefgekühlt)
2 TL Sanddornmark mit Honig (Reformhaus) oder
1 Vitamin-Ampulle (Orthomolar)
1 TL Zitronensaft
50 g kalter Kefir
2 EL Eiweißpulver
100 ml kalte Magermilch

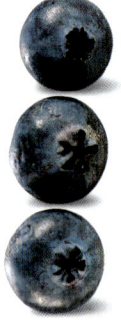

Heidelbeeren

Heidelbeeren – die Lifestyle-Pillen der Natur. Sie enthalten eine ganze Apotheke an bioaktiven Wirkstoffen. Sie beugen Krebs vor, stärken das Immunsystem, senken den Cholesterin- und Blutfettspiegel, sie entwässern den Körper. Ihr Tannin (Gerbstoff) stärkt den Darm und ihre Anthozyane (blaue Farbe) schützen die Zellen, vitalisieren den Körper und halten jung. Die ideale Kombination mit Kefir, dem Getränk der Hundertjährigen und Sanddorn, der Vitamin-C-Bombe.

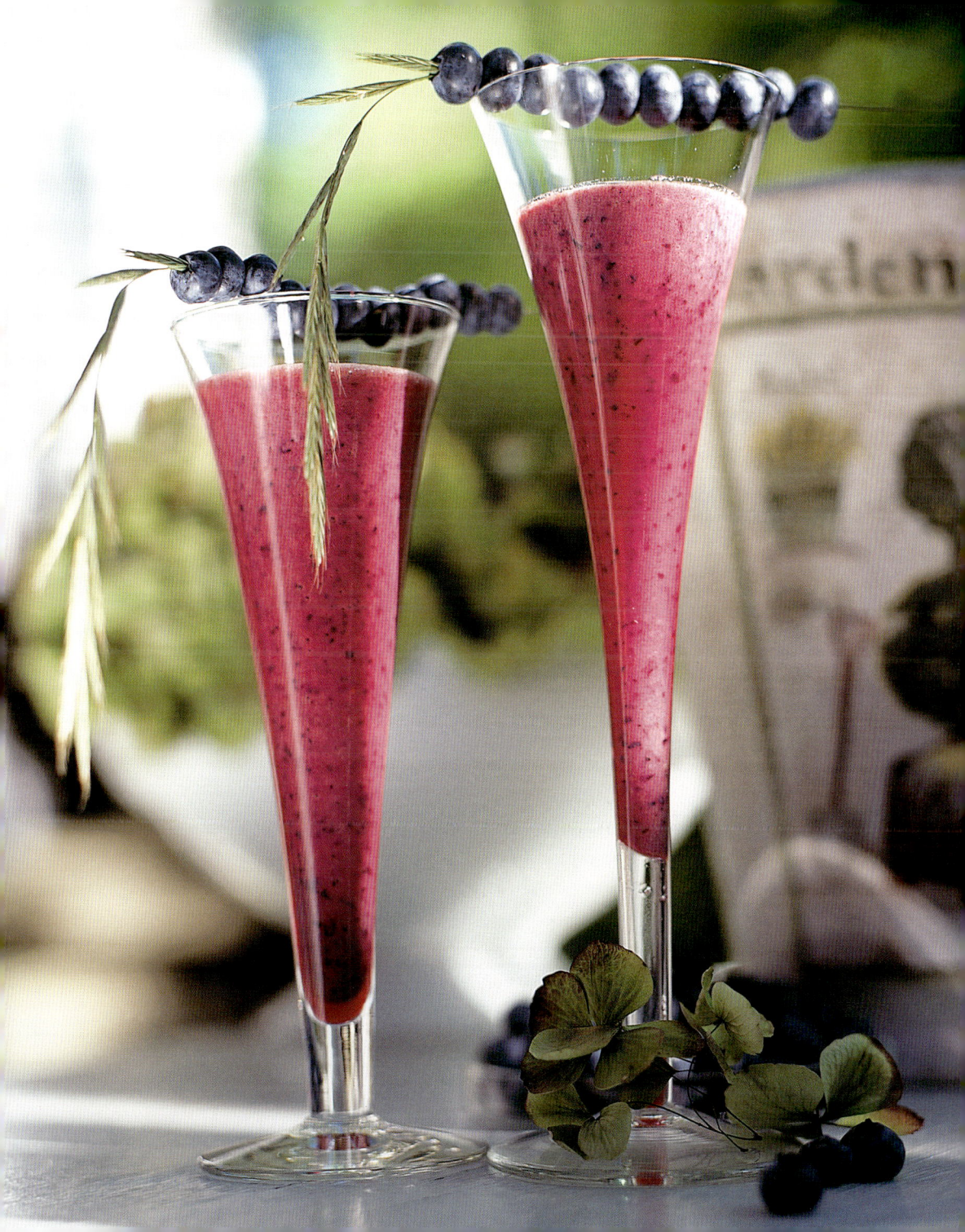

Kirsch-Butter-
Entschlackungs-Cocktail
milch-Drink

Die Kirschen waschen, ein Kirschpärchen am Stiel zur Garnierung beiseite legen. Die übrigen Kirschen entsteinen und in den Mixer geben. Die Me-

Zutaten für 1 Person:
100 g Süßkirschen
1 Zitronenmelissezweig
1 EL Zitronensaft
2 TL Apfeldicksaft
2 EL Eiweißpulver
150 ml kalte Buttermilch

lisseblätter abzupfen, ein bis zwei schöne Blättchen beiseite legen, den Rest hacken. Mit Zitronensaft, Apfeldicksaft, Eiweißpulver und der Hälfte der Buttermilch zu den Kirschen geben. Alles fünfzehn Sekunden gut durchmixen.

Die restliche Buttermilch angießen und nochmals alles zehn Sekunden gründlich vermischen. Die Mischung in ein hohes Glas gießen, den Kirschzweig über den Glasrand hängen und mit der Zitronenmelisse garnieren.

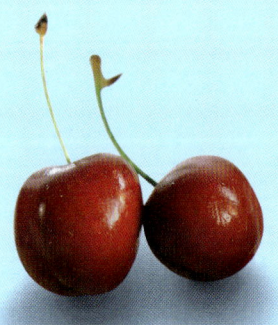

Kirschen

Ihre Mineralstoffe (Kalium, Eisen, Calzium) und Vitamine (C, Folsäure) und Pflanzenfarbstoffe (Anthozyane) entschlacken, entgiften, kurbeln die Bildung von Bindegewebe an, regen die Blutbildung an, hemmen Entzündungen, stärken Abwehrkräfte und Knochen. Kaum zu glauben aber wahr: Eine Kirschkur verjüngt und macht die Haut geschmeidig und rein.

power

Apfel-Nuss-
Für happy hours
Molke

2 EL Nüsse in einer Pfanne ohne Fett rösten, bis sie duften. Vom Herd nehmen. Die Apfelhälfte waschen und eine schöne Spalte zum Garnieren abschneiden, beiseite legen. Den übrigen Apfel schälen, entkernen, kleinschneiden und in den Mixer geben. Zitronensaft, Sahne, Apfeldicksaft und die Hälfte der Molke hinzufügen und alles fünfzehn Sekunden gründlich pürieren.

Die gerösteten Nüsse, das Eiweißpulver und die restliche Molke hinzufügen und alles nochmals zehn Sekunden durchmixen. Den Rand von einem hohen Kelchglas dünn mit Honig einpinseln, in die restlichen Nüsse tauchen. Die Eiswürfel in das Glas geben, mit der Apfel-Nuß-Milch auffüllen. Mit einem Trinkhalm servieren.

Zutaten für 1 Drink:
3 EL fein geriebene Haselnüsse
1/2 säuerlicher Apfel
(etwa 100 g)
1 TL Zitronensaft
2 EL Sahne
1 EL Apfeldicksaft
150 ml kalte Molke
2 EL Eiweißpulver
2 Eiswürfel
Zum Garnieren:
Honig zum Bestreichen

Nüsse

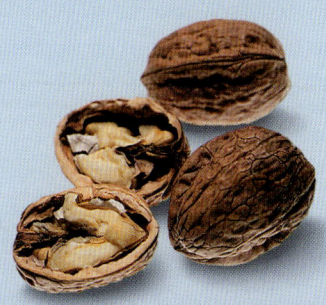

Weltweit zeigen Studien: Die Kombination einfach ungesättigte Fettsäuren und Vitamin E aus Nüssen schützen Herz und Kreislauf, lassen unsere Zellen – vor allem im Gehirn – später altern. Und knabbern macht glücklich: Nüsse liefern Tryptophan, der Stoff aus dem der Körper das Junghormon Melatonin bildet und das Glückshormon Serotonin. Nüsse liefern viele Mineralien und sogar Salicylsäuren. Diese beugen der Verklumpung von Blutplättchen und somit Schlaganfall vor.

power

Fit-for-Fun-Cocktail

Bananen-
Joghurt-Drink

Die Banane schälen, zwei Scheiben zum Garnieren abschneiden und beiseite legen. Den Rest grob zerschneiden und in den Mixer geben. Den Zitronensaft, das Sanddornmark, den Joghurt und die Hälfte der Milch dazugeben. Alles fünfzehn Sekunden durchmixen.

Das Eiweißpulver und die restliche Milch hinzufügen. Nochmals alles zehn Sekunden kräftig vermischen. Den Drink in ein Kelchglas gießen. Die Zitronenscheibe mit den Bananenscheiben auf einen Cocktailspieß stecken. In das Glas stellen. Den Drink mit einem Trinkhalm servieren.

Zutaten für 1 Drink:
große, reife Banane
(etwa 100 g)
1 TL Zitronensaft
1 EL Sanddornmark mit Honig
(Reformhaus)
50 g Magerjoghurt
100 ml kalte Magermilch
2 EL Eiweißpulver
Zum Garnieren:
1 Zitronenscheibe

Bananen

Bananen machen glücklich. 100 Gramm liefern 1,7 Gramm Serotonin. Der wichtige Gehirnbotenstoff schenkt Gelassenheit, feit gegen Stress, sorgt für gute Laune. Die wahre Manager-Frucht. Auch weil sie gegen Magenbeschwerden hilft und die Schleimhäute stärkt – vor allem, wenn sie noch etwas grün ist und ihre wertvolle Stärke noch nicht in Frucht- und Traubenzucker abgebaut wurde.

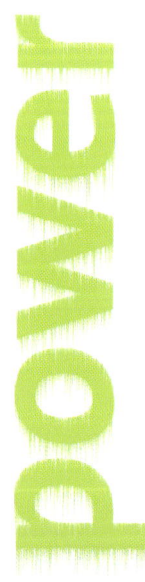

power

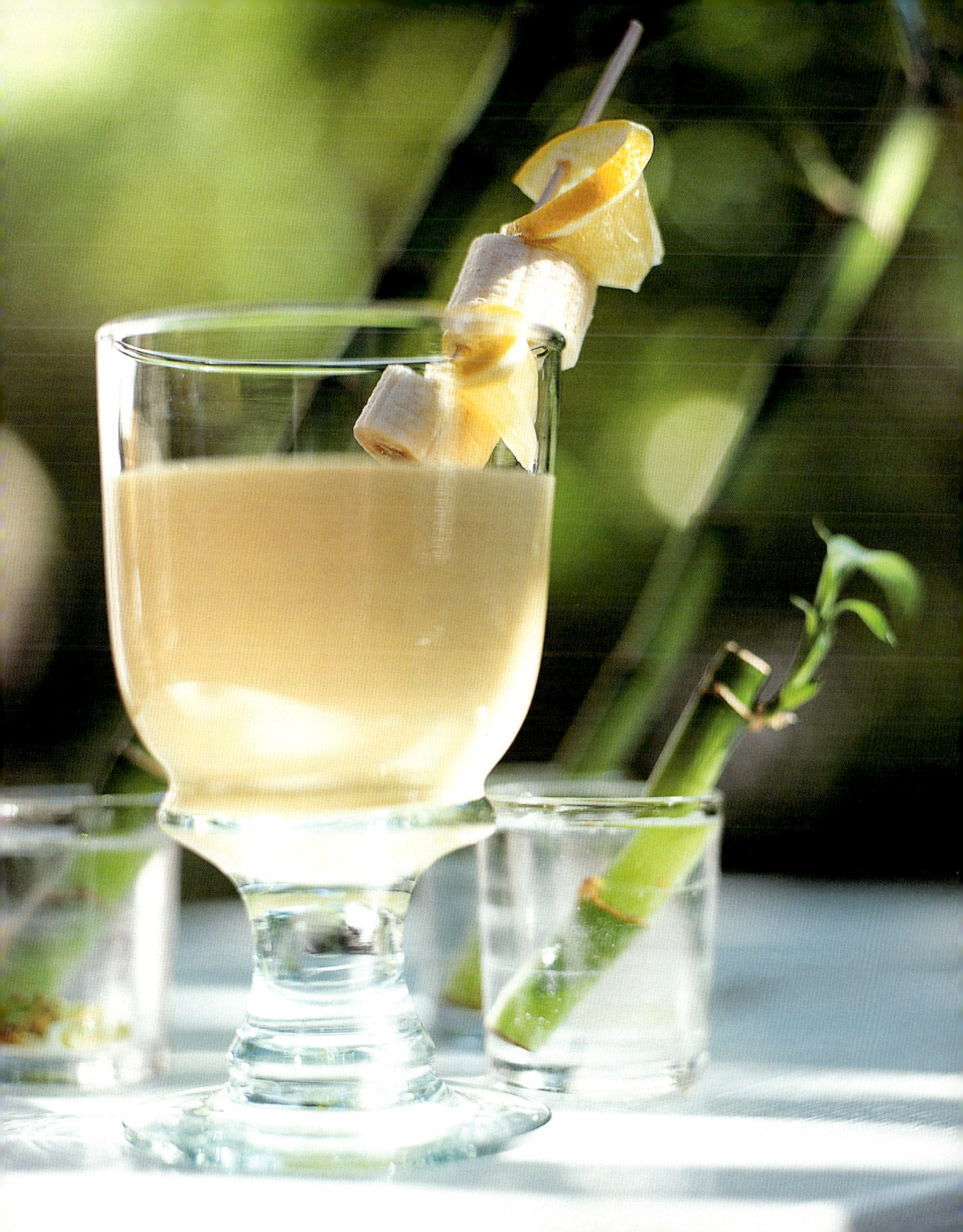

Brombeer-
Polstert die Nerven
Dickmilch

Die Brombeeren waschen und verlesen. Eine Brombeere für die Garnitur
beiseite legen. Die übrigen Beeren mit dem Birnendicksaft, Zitronensaft
und Sauerkirschsaft in eine Rührschüssel geben und
mit dem Pürierstab gut pürieren. Die Fruchtmasse
durch ein feines Sieb streichen, damit die Kernchen
zurückbleiben.

Die Fruchtmasse in den Mixer füllen, das Eiweißpulver und die Dickmilch hinzufügen und nochmals
alles zehn Sekunden kräftig durchmixen.

Die Eiswürfel in ein großes Longdrinkglas geben, die
Mischung darauf abgießen und mit der Sahne garnieren. Die Brombeere darauf setzen. Den Drink mit
einem dicken Trinkhalm servieren.

Zutaten für 1 Drink:
80 g Brombeeren
2 TL Birnendicksaft
1 TL Zitronensaft
**50 ml Sauerkirschsaft (Mutter-
saft; Reformhaus)**
2 EL Eiweißpulver
100 g kalte Dickmilch
2 Eiswürfel
Zum Garnieren:
2 EL geschlagene Sahne

Brombeeren

Jedes Reh weiß das, ja sogar der Fuchs nascht sie: Die
Brombeere liefert Unmengen Pflanzenschutzstoffe,
Vitamine und Mineralien, die jung halten, das Im-
munsystem stärken und die Nerven resistent gegen
Stress machen. In der blauen süßen Schatztruhe der
Natur stecken zum Beispiel Carotine, Bioflavonoide,
Vitamin C, Magnesium und Mangan.

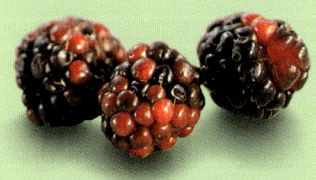

power

Ananas-
Lust auf light
Kefir-Drink

Die Ananasscheibe von der Schale befreien und ein Stück für die Garnitur beiseite legen. Die übrigen Ananas putzen, in kleine Stücke schneiden und in den Mixer geben.

Die Grapefruit auspressen, den Saft, das Sanddornmark und den Zucker zu den Ananasstücken geben und alles gut pürieren.

Den Kefir und das Eiweißpulver dazugeben und auf kleinster Stufe daruntermischen.

Die Eiswürfel in ein hohes Glas geben und den Drink einfüllen. Die halbe Ananasscheibe einschneiden und an den Glasrand stecken. Den Drink mit einem dicken Trinkhalm servieren.

Zutaten für 1 Drink:

1 dicke Scheibe frische Ananas (etwa 100 g mit Schale)

1/2 gelbe Grapefruit

1 TL Sanddornmark (Reformhaus)

2 TL brauner Rohrzucker

100 g kalter Kefir

2 EL Eiweißpulver

2 Eiswürfel

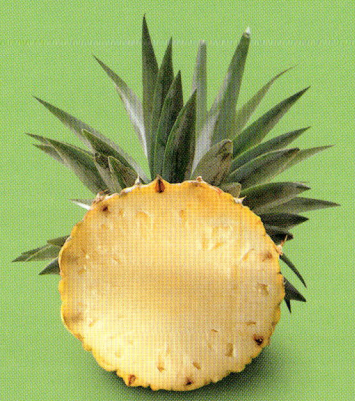

Ananas

Die köstliche Exotin strotzt vor Kalium, Magnesium, Phosphor, Eisen, Kupfer, Zink, Mangan und Jod. All diese Mineralien ackern im Fettstoffwechsel mit. Die Hauptaufgabe der Ananas im Dienst für Power und Fitness: Ihr Enzym Bromealin hilft Eiweiß verdauen. Es sorgt dafür, daß die wichtigen Aminosäuren an ihrem Wirkungsort, der Zelle, ankommen.
Schlank-Tip: Vor jeder Mahlzeit eine frische Scheibe Ananas.

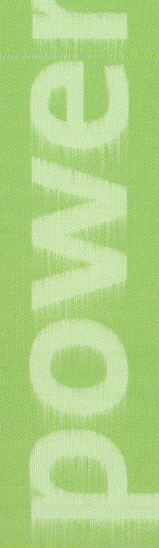

power

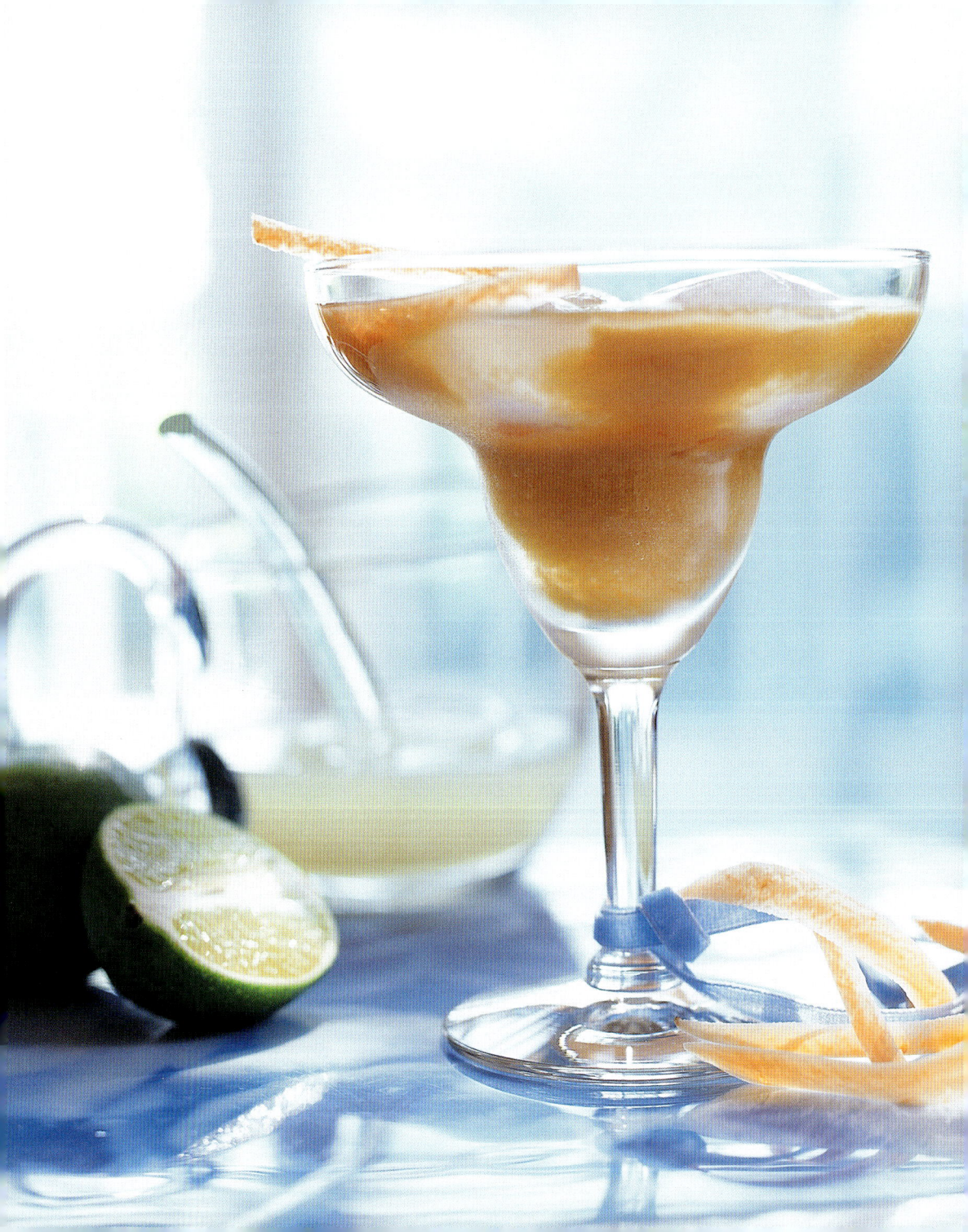

Mango-
Möhren-Mix

Forever-Young-Drink II

Die Mango schälen, eine schöne Spalte abschneiden und zum Garnieren
beiseite legen. Das restliche Mangofleisch grob zerschneiden und in den
Mixer geben. Den Limettensaft, den Honig und die
Hälfte vom Karottensaft dazugeben und fünfzehn
Sekunden durchmixen.

Den übrigen Karottensaft angießen, Eiweißpulver
und Ingwer dazugeben und nochmals alles zehn
Sekunden gut vermischen.

Die Eiswürfel in ein großes Kelchglas geben und die
Mischung darüber verteilen. Das Mangostück und
die Möhrenstreifen auf den Glasrand legen. Den
Drink mit Trinkhalm servieren.

Zutaten für 1 Drink:
1 Stück Mango (etwa 100 g)
1 EL Limettensaft
2 TL Akazienhonig
150 ml kalter Karottensaft
2 EL Eiweißpulver
2 Prisen gemahlener Ingwer
3 Eiswürfel
Zum Garnieren:
2 Möhrenstreifen

Mango

Die Königin der Früchte überzeugt mit einmaligem
Geschmack und unübertrefflichem Provitamin-A-
Gehalt. Mit 6000 I. E. schlägt sie jedes Obst, ja jede
Vitamin-Pille. Nur die Möhre kann da noch mithal-
ten – ein ideales Paar. Das Anti-Aging-Vitamin A
beugt Krebs vor und fängt freie Radikale, die zer-
störerischen Substanzen, die Zellen schneller altern
lassen. Wichtig: Wer Mangos ißt, sollte zwei Stunden
vorher und nachher weder Milch noch Alkohol
trinken. Das verstimmt den Magen.

Tomaten-
Scharfer Muntermacher
Avocado-Drink

Die Avocado schälen, würfeln und in den Mixer geben. Mit dem Zitronensaft beträufeln. Die Hälfte des Tomatensaftes dazugießen. Alles im Mixer

Zutaten für 1 Drink:
reife Avocado (etwa 40 g)
2 EL Zitronensaft
100 ml kalter Tomatensaft
2 EL Eiweißpulver
50 ml kohlensäurearmes
Mineralwasser
Salz, Pfeffer
einige Spritzer Tabasco
3 Eiswürfel
Zum Garnieren:
2 Cocktailtomaten am Zweig

fünfzehn Sekunden fein pürieren.

Das Eiweißpulver, den restlichen Tomatensaft und
das Mineralwasser dazugeben. Mit Salz, Pfeffer und
Tabasco scharf abschmecken. Nochmals alles zehn
Sekunden kräftig durchmixen.

Die Eiswürfel in ein Cocktailglas geben, die Mischung
darüber verteilen. Die Tomaten waschen, trockentupfen und über den Glasrand hängen. Den Drink
mit einem Trinkhalm servieren.

 Tomaten

Die Paradiesäpfel verordnet der Arzt als Anti-Krebs-
mittel (wegen Lycopin), als Arznei für Herz und
Nieren, gegen Gicht und Rheuma. Die Tomate ist
kalorienarm, entwässert mit Kalium. Sie ist reich an
Magnesium, Calcium, Eisen, Zink. Ihre Biostoffe
regen die Verdauung an, putzen den Darm durch
und halten schlank. Und: Tomaten machen gute
Laune. Morgens ein Tomaten-Drink macht munter,
stimmt optimistisch und hilft gegen Stress.

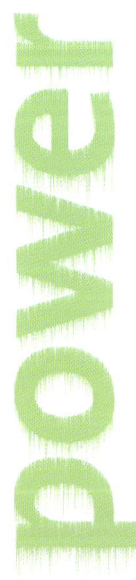

power

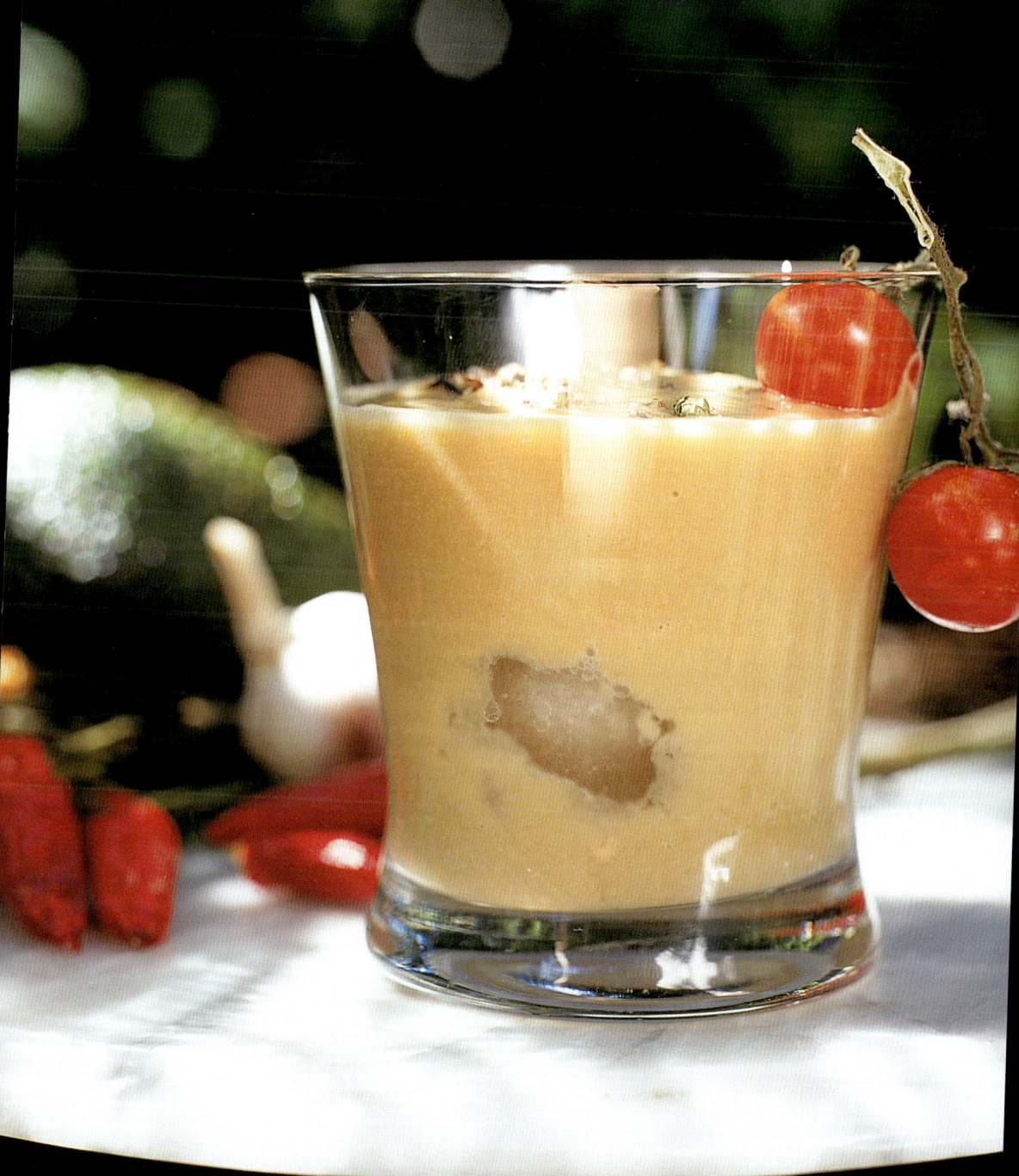

Gemüse-Sangrita-Shake

Gute-Laune-Mix

Paprika, Sellerie und Tomaten waschen und putzen oder schälen. Jeweils ein schönes Stück Paprika und Sellerie sowie eine Kirschtomate für die Garnierung beiseite legen.

Zutaten für 1 Drink:
50 g rote Paprikaschote
1 Stück Sellerie (etwa 60 g)
2–3 Kirschtomaten (etwa 50 g)
3 Petersilienzweige
100 ml kalte Sangrita (pikanter Tomatensaft)
2 EL Eiweißpulver
75 ml Gemüsefond (aus dem Glas)
Kräutersalz
schwarzer Pfeffer

Das übrige Gemüse klein würfeln. Die Petersilie abbrausen, ein Zweiglein zum Garnieren nehmen, die übrigen Blätter abzupfen und grob hacken.

Paprika, Sellerie, Tomaten und Petersilie in den Mixer geben. Sangrita dazugießen. Den Mixer schließen und alles fünfzehn Sekunden fein pürieren. Das Eiweißpulver und den Fond hinzufügen, mit Salz und Pfeffer würzen. Alles nochmals zehn Sekunden kräftig durchmixen.

Den Drink in ein hohes Glas gießen. Das Paprika- und Selleriestück mit der Tomate auf einen Cocktailspieß stecken. Über den Glasrand legen. Mit Petersilie garnieren.

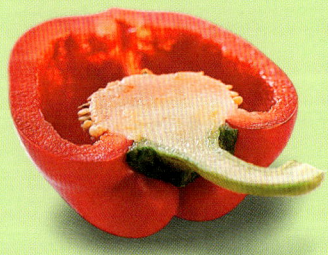

Paprika

Gemüsepaprika ist Arznei pur. Ihr Capsaicin und ihr Vitamin C stärken das Immunsystem, ihr Carotin (vor allem in der roten Paprika) beugt Krebs vor. Die Paprika fördert die Verdauung, die Durchblutung, sie entwässert, dämpft Schmerzen, mindert Stress, festigt das Bindegewebe, verbessert die Konzentration und hilft gegen Arthritis.

power

Eisiger Gurken-
Fit & Schlank-Trunk
Dill-Kefir

Das gefrorene Gurkenstück würfeln und in den Mixer geben. Den Dill abbrausen, ein schönes Zweiglein zum Garnieren abnehmen.

Den Rest abzupfen und grob hacken. Mit dem Zitronensaft, dem Joghurt und der Hälfte des Kefirs dazugeben. Den Mixer schließen und den Inhalt fünfzehn Sekunden fein pürieren. Das Eiweißpulver und den übrigen Kefir hinzufügen. Mit Salz und Pfeffer würzen. Alles nochmals zehn Sekunden gründlich vermischen.

Die Eiswürfel in ein weites Kelchglas geben, die Mischung darüber verteilen. Die Gurkenscheibe einschneiden, an den Glasrand stecken und mit dem Dill garnieren. Den Drink mit einem Trinkhalm servieren.

Zutaten für 1 Drink:
1 Stück angefrorene Salatgurke (etwa 80 g; ohne Schale und Kerne)
3 Dillzweige
1 TL Zitronensaft
50 g Magerjoghurt
100 ml kalter Kefir
2 EL Eiweißpulver
Salz, schwarzer Pfeffer
3 Eiswürfel
1 Gurkenscheibe

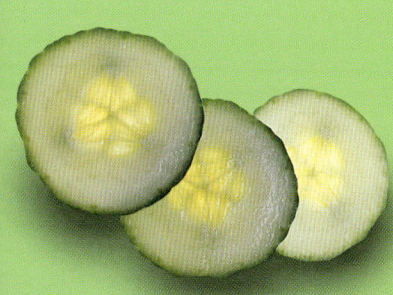

Gurke

Dreizehn Kalorien pro 100 Gramm und ein insulin-ähnliches Hormon machen sie zur echten Schlank-Stange. Ihr Magnesium und Kalium krönt sie zur Sportler-Frucht. Ihr Saft treibt Wasser aus dem Kör-per, entlastet das Herz. Ihre Bitterstoffe regen Leber und Galle an. Der Medicus verschreibt sie gegen Gicht und Rheuma und zur Hautreinigung. Eine Gurkenscheibe auf der Haut glättet Fältchen, hilft ge-gen leichte Ausschläge, lindert Ekzeme.

power

Grüne Verführung

Kräuter-
Möhren-Mix

Die Kräuter waschen und trockenschwenken. Vom Kerbel ein Zweiglein für die Garnierung beiseite legen. Die übrigen Kerbel- und Petersilienblätter

Zutaten für 1 Drink:
1 Handvoll Kerbel
3 Petersilienzweige
1 EL Zitronensaft
1 TL Akazienhonig
2 EL gemahlene Haselnüsse
75 ml kalter Karottensaft
2 EL Eiweißpulver
100 ml kalte Molke
Salz
schwarzer Pfeffer
1–2 Spritzer Worcestersauce
ein paar Tropfen Olivenöl
1 Möhrenstäbchen

von den Stielen zupfen und fein hacken.

Die Kräuter in den Mixer geben. Den Zitronensaft, den Honig, die Nüsse und den Karottensaft hinzufügen. Alles fünfzehn Sekunden kräftig durchmixen. Das Eiweißpulver und die Molke dazugeben und mit Salz, Pfeffer, Worcestersauce und Olivenöl würzen. Den Mixer wieder schließen und den Inhalt nochmals zehn Sekunden gründlich vermischen. Den Drink in ein hohes Glas gießen. Das Möhrenstäbchen über den Glasrand legen. Den Drink mit dem Kerbel garnieren.

 Möhren

Möhren gehören wegen ihrem hohen Gehalt an darmsanierenden Pektinen und dem hautschützenden Vitamin A in den Fitness-Cocktail. Tip: Immer mit etwas Olivenöl genießen, damit das Vitamin A auch zur Körperzelle kommt.

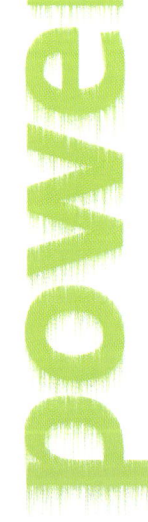

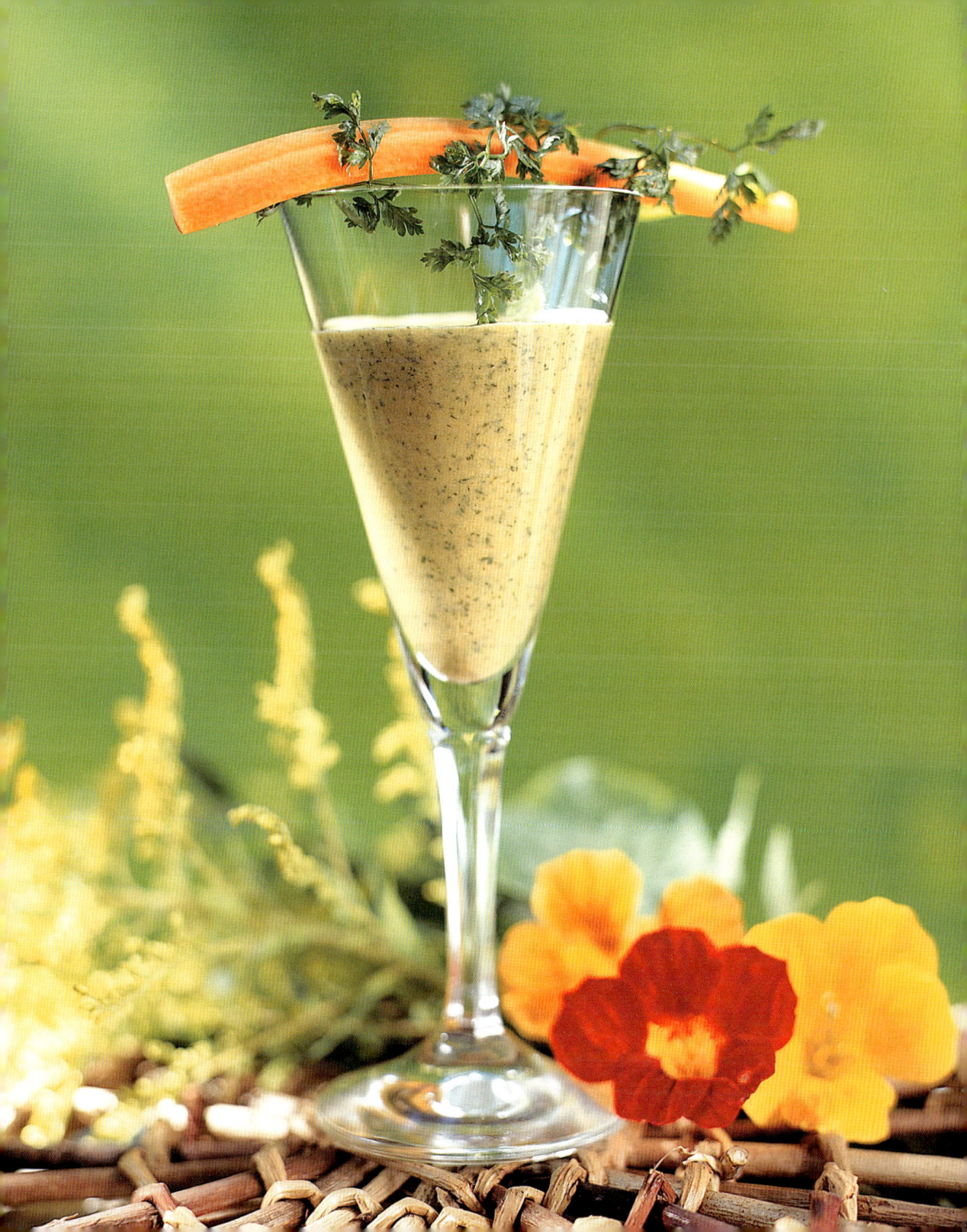

Crème de

Für fröhliche Methusalems

Rote Beete

Die Radieschen waschen und putzen. Zwei schöne Scheiben abschneiden und für die Garnitur beiseite legen. Die übrigen Radieschen klein würfeln und in den Mixer geben. Den Joghurt, den Rote-Beete-Saft, den Zitronensaft und den Meerrettich hinzufügen. Den Mixer schließen und den Inhalt fünfzehn Sekunden gut pürieren.

Das Eiweißpulver und die Buttermilch dazugeben. Mit Salz und Pfeffer kräftig würzen. Alles nochmals zehn Sekunden gründlich durchmixen.

Alles in ein großes Cocktailglas gießen. Die Radieschenscheiben einschneiden und an den Glasrand stecken. Mit Schnittlauch bestreuen. Den Drink mit einem dicken Trinkhalm servieren.

Zutaten für 1 Drink:
4–5 Radieschen (etwa 50 g)
2 EL Magerjoghurt
50 ml Rote-Beete-Saft
2 TL Zitronensaft
1/2 TL geriebener Meerrettich
2 EL Eiweißpulver
100 g kalte Buttermilch
Salz, schwarzer Pfeffer
Zum Garnieren:
1 TL Schnittlauchröllchen

Rote Beete

Die Antiagingfrucht liefert die beiden Jungbrunnen Folsäure und Silicium. Folsäure – bei den meisten Deutschen Mangelware – schützt Gefäße und Herz und ackert mit bei der Bildung der Hormone, die gute Laune, Kreativität und Leistungskraft ausmachen, wie Dopamin und Noradranalin. Silicium ist das Spurenelement für die Schönheit. Es festigt das Bindegewebe, sorgt für straffe Haut, glänzendes Haar, feste Nägel. Übrigens: Rote Beete entgiftet den Körper, entwässert und fördert das Zellwachstum und die Bildung roter Blutkörperchen.

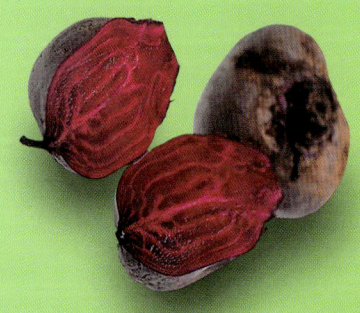

power

Sellerie-
Der Manager-Drink
Spinat-Flip

Den Sellerie schälen, eine schmale Spalte für die Garnitur abschneiden. Den übrigen Sellerie raspeln. Den Spinat gut waschen, putzen und grob hacken. Die Petersilie abbrausen, ein Zweiglein zum Garnieren abnehmen, die übrigen Blätter abzupfen und hacken.

Sellerie, Spinat und Petersilie in den Mixer füllen. Eigelb, Zitronensaft und Selleriesaft dazugeben. Alles fünfzehn Sekunden fein pürieren. Das Eiweißpulver und die Milch hinzufügen. Mit Salz, Pfeffer und Muskat würzen. Nochmals alles zehn Sekunden gründlich durchmixen.

Die Mischung in ein hohes Glas abgießen. Das Selleriestück einschneiden und an den Glasrand stecken. Den Drink mit etwas Pfeffer übermahlen und mit Petersilie garnieren. Mit einem Trinkhalm servieren.

Zutaten für 1 Drink:
50 g Sellerie
40 g zarter Blattspinat
3 Petersilienzweige
1 Eigelb
2 TL Zitronensaft
50 ml Selleriesaft
2 EL Eiweißpulver
100 ml kalte Magermilch
Salz, schwarzer Pfeffer
1 Prise geriebene Muskatnuß

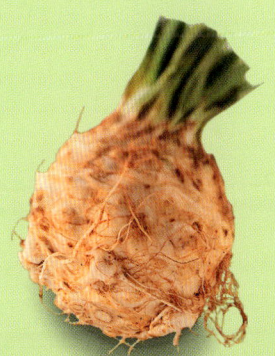

Sellerie

Jeder Manager sollte das Gemüse zu seinem machen: Es senkt stressbedingten Bluthochdruck. In Asien verwendet man Sellerie schon seit 2000 Jahren als blutdrucksenkendes Heilmittel. Die Wirksubstanz 3-n-Bytyl-Phthalid senkt die Stresshormone im Blut, welche die Gefäße zusammenziehen. Das wußte Hippokrates natürlich noch nicht, aber schon er pries Sellerie für alle Fälle »in denen die Nerven flattern«.

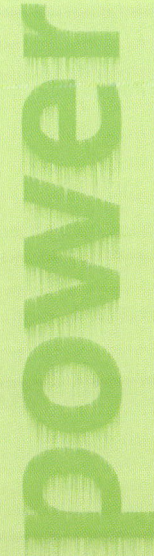

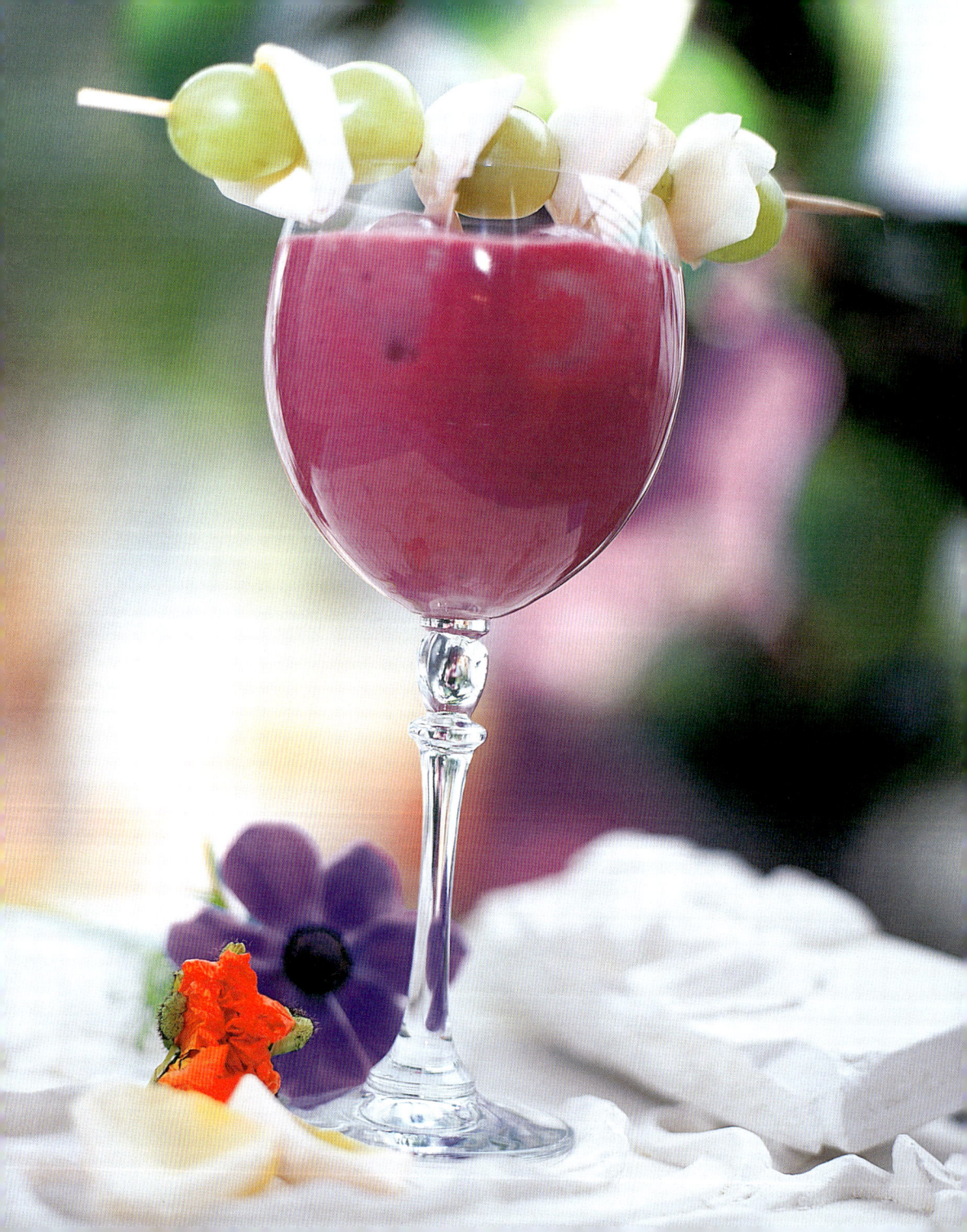

Tutti-Frutti-
Cocktail

Energie-Drink der Natur

Das Obst waschen und putzen oder schälen, etwas zum Garnieren beiseite legen. Den Rest kleinschneiden und in den Mixer geben. Zitronensaft, Frutilose, Dickmilch und die Hälfte der Magermilch dazugeben. Alles fünfzehn Sekunden fein pürieren. Das Eiweißpulver, die Flocken und die restliche Milch hinzufügen und nochmals alles zehn Sekunden gut durchmixen.

Die Eiswürfel in ein Ballonglas geben, die Mischung darauf abgießen. Die beiseite gelegten Früchte auf einen kleinen Cocktailspieß stecken und über den Glasrand legen. Den Drink mit einem dicken Trinkhalm servieren.

Zutaten für 1 Drink:
100 g gemischtes Obst (zum Beispiel Erdbeeren, weiße Weintrauben, Brombeeren, Banane)
2 TL Zitronensaft
1 EL Frutilose (Obstsüße; Reformhaus)
2 EL Dickmilch (3,5 %)
1/8 l Magermilch
3 EL Eiweißpulver
2 EL Vollkorn-Schmelzflocken
2 Eiswürfel

Trauben

Trauben sind die Früchte, die die Kreter zu den ältesten Europäern machen – in Form von Obst und Wein. Trauben enthalten Bor, das die Knochen stärkt, vor Osteoporose schützt. Ihre B-Vitamine polstern die Nerven. Ihre Folsäure regt die Blutbildung an, ihr Vitamin C dopt die Abwehr. Ihr Kalium senkt den Blutdruck, ihr Magnesium stärkt Muskeln und Herz. Trauben bringen den Darm und die Nieren auf Trab und fördern die Konzentration.

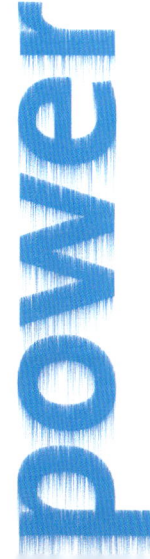

Mokka-Bananen-

Mit magenfreundlichem Espresso

Traum

Den Espresso und den Zucker in den Mixer geben. Die Banane schälen, grob zerteilen und mit der Hälfte der Milch dazugeben, alles zehn Sekunden gut durchmixen.

Zutaten für 1 Drink:
4 EL kalter flüssiger Espresso
1 TL brauner Rohrzucker
60 g Banane
150 ml kalte Magermilch
3 EL Eiweißpulver
2 Eiswürfel
Zum Garnieren:
1 EL Espressopulver
1 EL geschlagene Sahne

Das Eiweißpulver und die übrige Milch in den Mixer füllen und alles nochmals zehn Sekunden kräftig durchmischen.

Den Rand eines hohen Glases befeuchten und in das Espressopulver stippen. Die Eiswürfel in das Glas geben. Die Mischung darauf abgießen. Die Sahne obendrauf setzen. Den Drink mit einem Trinkhalm und einem langen Löffel servieren.

Kaffee

Als das türkische Heer 1683 die Belagerung Wiens aufgab, hinterließ es in Europa die Sucht nach dem »Türkentrank«. Seither kurbelt Kaffee den Stoffwechsel an und dopt das Gehirn. Kaffeetrinker lesen schneller, haben ein besseres Kurzzeitgedächtnis und ein um 40 Prozent geringeres Risiko für Gallensteine. Koffein weitet nicht nur den Geist, sondern auch die verkrampften Bronchien (Asthma). Schottische Forscher fanden heraus: Herzkrankheiten treffen vor allem Nicht-Kaffee-Trinker.
Gesunde Dosis: 1 bis 3 Tassen pro Tag.

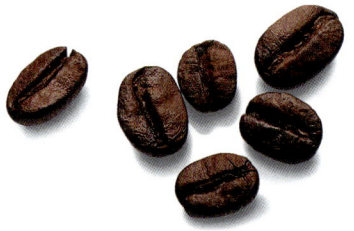
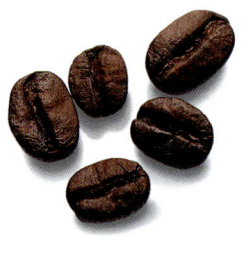

power

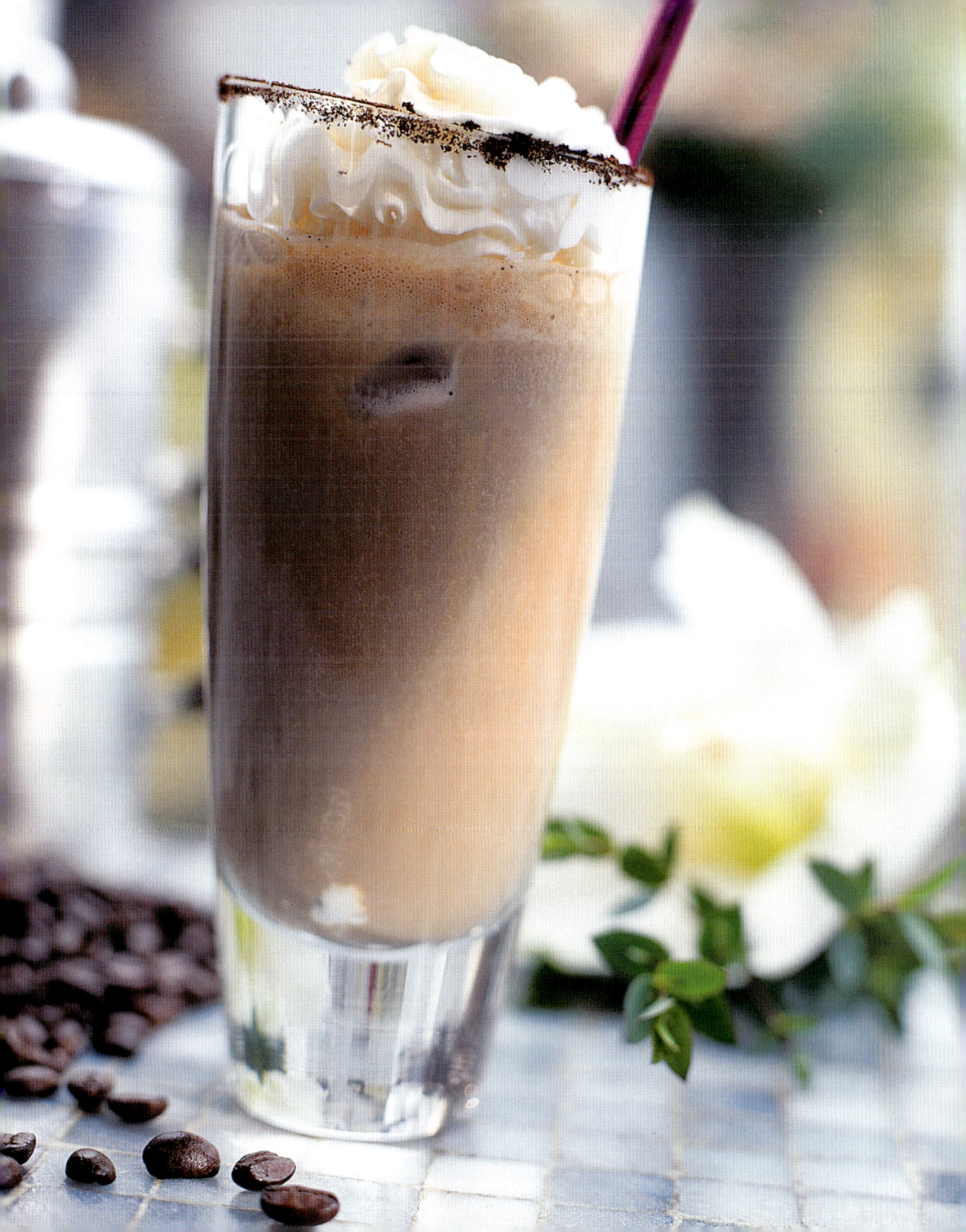

Chocolat

à l'Apricot

Die Milch langsam zum Kochen bringen. Vanilleschote längs aufschlitzen und das Mark herauskratzen, beides in die Milch geben. Die Schokolade

Zutaten für 1 Drink:
200 ml Magermilch
1/2 Vanilleschote
50 g Bitterschokolade (mindestens 60% Kakaoanteil)
1 TL Zitronensaft
3 EL Eiweißpulver
1 Kugel Aprikoseneis
Zum Garnieren:
1/2 getrocknete Aprikose

grob hacken, hinzufügen und unter gelegentlichem Rühren schmelzen lassen. Die Schokomilch vom Herd nehmen, Vanilleschote entfernen und dreißig Minuten kaltstellen.

Die kalte Schokomilch in den Mixer gießen. Den Zitronensaft und das Eiweißpulver dazugeben und alles fünfzehn Sekunden gut durchmixen.

Das Aprikoseneis in ein hohes Glas geben, Schokomilch darauf abgießen. Die Aprikose sehr klein würfeln und obendrauf streuen. Den Drink mit einem langen Löffel und einem Trinkhalm servieren.

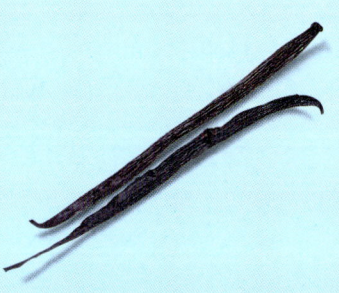

Vanille

Die schwarze Schote, deren Mark ein unvergleichliches Aroma in die süße Küche bringt, stammt aus Mittelamerika und ist ein Orchideengewächs. Die Frauen der aztekischen Herrscher wußten um die Wirkung, die ein mit Vanille gewürztes Kakao-Getränk auf ihre Männer hat: Vanille regt die Niere an, stärkt den Magen, fördert die Verdauung. In Klöstern wurde Vanille früher verboten.

power

Limetten-

Sauer, aber mit Power

Quark-Shake

Die Limette heiß abwaschen, abtrocknen und die Schale fein abreiben. Den Saft beider Hälften auspressen. Mit der Limettenschale, dem Quark und der Sahne in den Mixer geben. Den Zucker und die Hälfte der Milch dazugeben und alles fünfzehn Sekunden kräftig durchmixen.

Das Eiweißpulver und die übrige Milch hinzufügen und den Mixerinhalt nochmals zehn Sekunden gründlich vermischen.

Die Mischung in ein Kelchglas abgießen. Die Erdbeere einschneiden und an den Glasrand stecken. Den Drink mit der Limettenschale garnieren und mit einem dicken Trinkhalm servieren.

Zutaten für 1 Drink:

1 Limette (oder
1/2 unbehandelte Zitrone)
75 g Magerquark
2 EL Sahne
2 TL brauner Rohrzucker
150 g Magermilch
3 EL Eiweißpulver
Zum Garnieren:
1 Erdbeere
1 Limettenschalen-Spirale

> ## Limette

Die »Zitrone der Tropen« hat zwar etwas weniger Vitamin C als ihre große Schwester, die Zitrone, bietet dafür aber andere Vorteile: Sie ist reich an Kalium, Calcium, Phosphor und aromatischen Ölen. Und das freut das Bio-Herz: Ihre Schale ist in der Regel unbehandelt, so daß man sie abreiben und die gesunden Bitterstoffe als Würze verwenden kann.

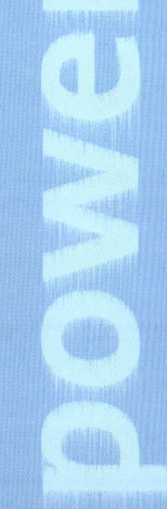

power

Himbeer-Mohn-

Süße unwiderstehliche Versuchung

Creme

Milch und Sahne in einem Topf aufkochen lassen. Vanilleschote aufschlitzen, Mark herausschaben und beides in die Milch geben. Zwei gehäufte Eßlöffel Mohn einstreuen und fünf Minuten bei milder Hitze ziehen lassen. Die Vanilleschote entfernen.

Zutaten für 1 Drink:
1/8 l kalte Magermilch
2 EL Sahne
1/2 Vanilleschote
3 EL gemahlener Mohn
100 g Himbeeren
1 EL Ahornsirup
3 TL Zitronensaft
3 EL Eiweißpulver
Zum Garnieren:
1 EL Zitronensaft
1 unbehandelte Zitronenscheibe

Die Himbeeren kurz abbrausen und verlesen. Vier schöne Früchte zum Garnieren beiseite legen. Die übrigen Himbeeren mit dem Ahornsirup, zwei Teelöffel Zitronensaft und sechs Eßlöffel Mohnmilch in den Mixer geben und fünfzehn Sekunden pürieren. Das Eiweißpulver und die übrige Mohnmilch dazugeben und nochmals alles zehn Sekunden mixen. Den Rand eines Kelchglases mit Zitronensaft befeuchten und in den restlichen Mohn tupfen. Die Mischung in das Glas gießen. Die Zitronenscheibe mit den Himbeeren auf einen Cocktailspieß stecken und über den Glasrand legen. Den Drink mit einem Trinkhalm servieren.

Himbeere

In Frankreich hat die Himbeere den Status einer Heilpflanze. Sie würzt unsere Gesundheit mit Kalium (senkt Blutdruck), Eisen (Blutbildung), Magnesium (stärkt Herz und Muskeln). Ihre Säuren, ihr Pektin, ihre Gerbstoffe helfen der Leber beim Entgiften und senken sogar Fieber. Ihr Biotin bringt Glanz ins Haar, ihre Kernchen Schwung in die Verdauung. Ihr Carotin schützt die Haut und schärft den Blick.

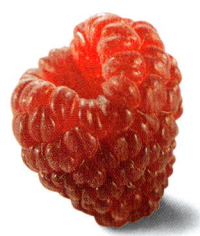

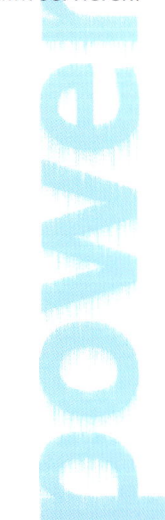

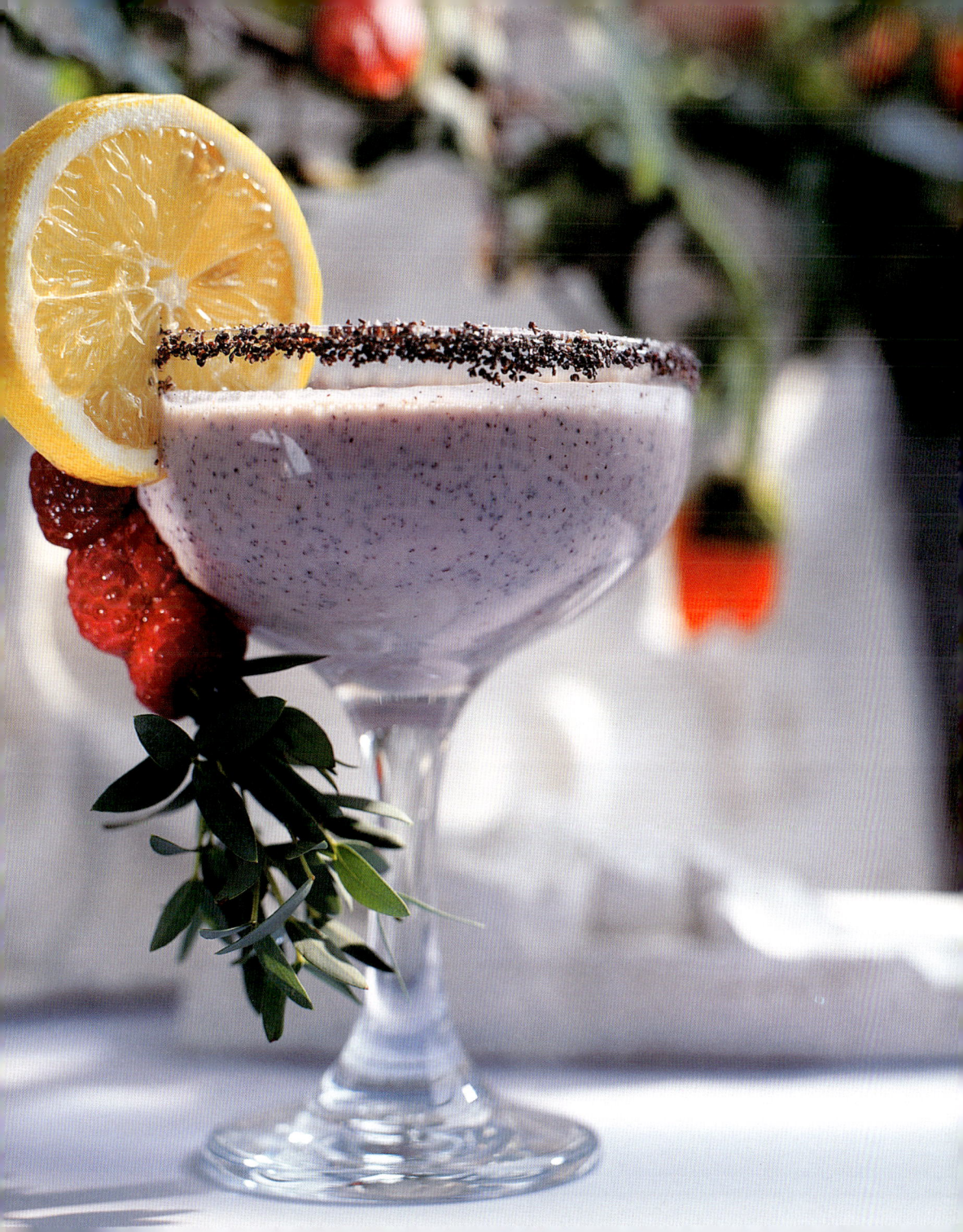

Register

forever young Fitness-Drinks plus Eiweiß

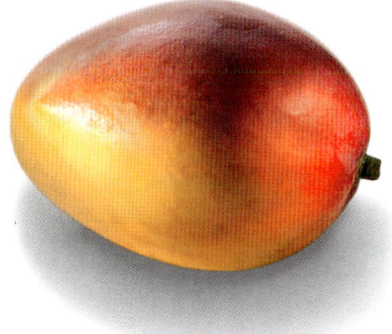

Impressum

Redaktion: Marion Grillparzer
Lektorat: Dipl. oec. troph. Maryna Zimdars
Umschlaggestaltung:
independent Medien-Design, Claudia Fillmann
Innenlayout: Heinz Kraxenberger
Herstellung: Helmut Giersberg
Rezepte: Martina Kittler
Fotos: Matteo Manduzio
außerdem: StockFood Eising: S. 5, 10, 16, 17, 22, 27, 32, 34, 36, 40, 41, 50, 58, 61
Foodstyling: Olivia Benini-Lazzerone
Satz: Johannes Kojer
Reproduktion: Repro Schmidt, Dornbirn
Druck: Appl, Wemding
Bindung: Sellier, Freising
ISBN: 3-7742-1904-4

Auflage: 5. 4. 3. 2.
Jahr: 04 03 02 01 2000

Dr. Ulrich Strunz (56) studierte Kernphysik und Medizin im In- und Ausland, forschte und publizierte über hormonelle Steuerung von Körperfunktionen (knapp 100 wissenschaftliche Publikationen).
Er praktiziert als Internist und Orthomolekularmediziner und betreut Leistungs-und Breitensportler. Mit 45 fing er an, Extremsport zu treiben – heute gehört er in seiner Altersklasse zur Weltspitze der Ultra-Triathleten.
Dr. Strunz hält Fitneß-Seminare und schreibt Bücher zum Thema. Die Presse nennt ihn den deutschen »Fitneß-Papst«.

Weitere Informationen zu...

· Eiweißpräparaten, Nahrungsergänzungsmitteln
· Blutanalysen, Laktattests, Leistungsparametern sowie
· Seminaren und Workshops mit dem Autor Dr. Strunz

erhalten Sie bei:

Vitalmind
Waldstrasse 16
CH-3360 Hierzogenbuchsee

www.vitalmind.net
info@vitalmind.ch
Telefon: 0041-(0)62/9566880
Telefax: 0041-(0)62/9566889

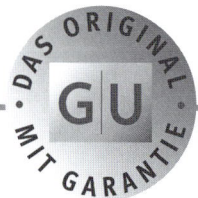

Das Original mit Garantie